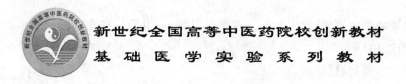

新世纪全国高等中医药院校创新教材
基 础 医 学 实 验 系 列 教 材

总主编 肖子曾 严 杰　　总主审 黄政德

医学显微形态学实验教程

（供医药类各专业用）

主 编 雷久士 刘慧萍

U0133103

中国中医药出版社
·北 京·

图书在版编目（CIP）数据

医学显微形态学实验教程/雷久士，刘慧萍主编．—北京：中国中医药
出版社，2012.10
基础医学实验系列教材
ISBN 978 – 7 – 5132 – 1157 – 4

Ⅰ．①医…　Ⅱ．①雷…　②刘…　Ⅲ．①人体形态学 – 显微术 – 实验 – 教材
Ⅳ．①R32 – 33

中国版本图书馆 CIP 数据核字（2012）第 218115 号

中国中医药出版社出版
北京市朝阳区北三环东路 28 号易亨大厦 16 层
邮政编码　100013
传真　010 64405750
北京市松源印刷有限公司印刷
各地新华书店经销

*

开本 787 × 1092　1/16　印张 7.5　彩插 0.75　字数 180 千字
2012 年 10 月第 1 版　2012 年 10 月第 1 次印刷
书　号　ISBN 978 – 7 – 5132 – 1157 – 4

*

定价　23.00 元
网址　www.cptcm.com

《基础医学实验系列教材》
专家指导委员会

《医学显微形态学实验教程》编委会

前　言

随着现代医学科学技术、教育科学技术的进步与发展，医学教学理念也发生了深刻变化。尤其是在基础医学教学领域，不仅要求在教学过程中传授理论知识，更要求加强学生动手能力的训练，而且还要求教学方法、内容、手段规范和先进，以适应高等中医药院校发展的要求。

为此，湖南中医药大学在近20年基础医学实验教学改革的基础上，借鉴其他院校的经验，依照教育部对实验教学改革的要求，编写了本套基础医学实验系列教材，包括《人体解剖学实验教程》、《医学显微形态学实验教程》、《医学免疫学与病原生物学实验教程》、《生物化学与分子生物学实验教程》、《医学机能学实验教程》、《中医学基础实验教程》6本，主要适用于高等中医药院校各专业基础医学实验课程的教学。本系列教材打破了传统的学科界限，将性质相似的实验课重新组合；改变了传统的实验模式，提高了综合性实验和设计性实验的比例；用现代实验方法验证中医的经典理论。

由于我校基础医学实验教学条件所限，该套教材难免存在不足之处，恳请读者、教师和学生提出宝贵意见，以便再版时修订提高。

《基础医学实验系列教材》
编委会
2012 年 9 月

编写说明

　　《医学显微形态学实验教程》包括医学生物学、组织胚胎学、病理学三门学科的实验课程。医学生物学是研究生命现象的本质，并探讨生命发生、发展规律的学科；组织胚胎学是研究正常人体的微细结构和相关功能及个体发生发育规律的学科；病理学是研究疾病发生、发展和转化规律，阐明疾病本质的医学基础学科。医学显微形态学实验主要借助显微镜观察组织细胞的形态结构，要求学生在光学显微镜下仔细观察切片中的组织细胞等微细结构，或借助组织细胞模型，或通过肉眼观察病理学大体标本，辨别各种组织细胞的形态结构和疾病的病理变化。通过这些实验观察，加深学生对理论知识的理解，培养其独立思考、分析和解决问题的能力。

　　本教材内容充实、完整，体现了多学科知识融合的特点。内容注重实用，联系临床，既编写了基本常规验证性实验，又充实了新开设的综合性实验，并把典型的临床病案引入实验教学中，开展PBL教学（以问题为导向的教学方法）。

　　由于我们的学术水平和编写能力有限，难免会存在缺点和错误，希望使用本教材的同行和医学生们提出宝贵意见和建议，以利于今后修订和完善。

《医学显微形态学实验教程》编委会

2012 年 8 月

目　录

第一章　实验须知

一、实验教学要求和实验室守则

1. 实验前

（1）仔细阅读本课程和有关课程的讲义，了解实验的目的、要求、步骤和操作程序。充分理解实验设计原理，预测实验结果。

（2）结合实验内容复习有关理论。实验课的内容有模型、大体标本和切片标本三种，其中以切片标本为主。切片标本又分观察内容和示教内容两部分。

2. 实验时

（1）遵守课堂纪律，准时到达实验室，中途因故外出或早退应向教师请假。

（2）保持实验室的整洁，实验器材的安放力求整齐、稳当。

（3）检查实验器材是否完备，熟悉实验仪器的性能和基本操作方法。

（4）严格按实验程序认真操作，不得进行与实验无关的活动。实验操作遇有疑难时，要随时找教师解决。

（5）爱护实验器材、实验动物和标本，节省实验用品、药物和试剂。

（6）注意安全，严防触电、火灾、被动物咬伤及中毒事故的发生。

（7）仔细、耐心地观察实验过程中出现的现象，真实客观地记录实验结果，并加上必要的文字注释，有时还需要绘制图形或曲线进行分析。实验中的每项结果都应随时记录，不可单凭记忆，更不可随意修改，以免发生错误或遗漏。实验报告中应尽可能使用原始结果，若原始记录图只有一份，其他同学可采用复印等办法加以解决。应培养严谨求实的科学态度。

（8）对实验中取得的结果，应思考：①取得了什么结果？②为什么出现这种结果？③这种结果有什么理论或实际意义？④出现非预期结果的原因是什么？

3. 实验后

（1）清点、擦洗干净手术器械，整理仪器。如果器械有损坏或短少，立即向教师报告。

（2）动物尸体、标本、纸片和废品应放到指定地点，不要随地乱丢，严禁丢到水池中，以免堵塞排水管。实验台应清理干净。某些试剂或药品可能有毒，或混合后会产生某种毒性，或可能会污染环境，应听从教师的安排，注意安全，适当存放或进行必要的处理。严禁乱放乱弃。要树立牢固的自身安全和环境保护意识。

（3）值日生应搞好实验室的清洁卫生工作，离开实验室前应关灯、关窗、关水龙头。

（4）整理、分析实验结果，认真书写实验报告，按时递交任课教师批阅。

二、显微镜的保养

1. 取送显微镜时，必须右手握住镜臂，左手托住镜座，轻拿轻放。

2. 显微镜的使用，一定要按实验指导写的方法和步骤，认真仔细去做，否则既容易损坏标本和镜头，又达不到看清物像的目的。

3. 观察标本时，要先用低倍镜观察，再用高倍镜。

4. 不能用硬纸擦透镜，必须用干净的擦镜纸或细软纱布，朝一个方向擦拭透镜，以免损坏镜头。

5. 不要随便转动粗细调节器，以免机器损伤，调节失灵。

6. 载物台要保持清洁、干净，不要让水或其他液体（酸、碱或其他化学药品等）流到台上，以免生锈或腐蚀。

7. 避免阳光直接照射，要防潮湿、防灰尘，经常保持镜体和镜体箱的干燥及清洁。

三、学生在使用显微镜过程中常犯的错误

1. 显微镜安放位置不当，有碍操作　显微镜安放不是靠前就是靠后，或位置靠右，甚至把镜筒向着自己，这些都是错误的。

2. 对光顾此失彼　用高倍镜进行对光，不把低倍镜位置放低；在转动转换器时，物镜没有到位，光圈也没有调节好，视野光线不均匀、明亮。

3. 不能迅速找到要观察的物像　没有按简明、合理的程序操作。应先使用视野宽的低倍镜，把要观察的材料移至通光孔中央，放下镜筒使物镜下端与装片的距离约1cm，沿逆时针方向徐徐调节粗调螺旋，同时左眼注视视野，直到看清物像。如果第一次标本未进入视野，那么要重新操作，在调节粗调螺旋的同时，移动切片，直到看见物像为止。在具体操作时，也可以切片表面杂质或气泡为参照物，当杂质出现时，表明物距基本调好，再移动玻片，即可找到所要观察的物像。

4. 高倍物镜的使用方法不正确　由于高倍物镜的工作距离小，有的学生担心把镜头损坏，一旦用高倍物镜时就把镜筒升上来，结果在低倍镜下观察到的物像换成高倍镜后就再也找不到了。因此，一定要注意用高倍物镜前，先用低倍物镜确定要观察的目标，调清物像后，直接转换高倍物镜，并且把光圈开大。

5. 忽视调焦螺旋的使用　有的学生在使用高倍物镜时，仍然调节粗调螺旋，其结果往往把物镜损坏、切片压碎。

6. 认为倍数越大，越清晰　如果物镜倍数过大，得到的放大虚像则很不清晰。因此，在低倍镜下能看清楚的物像，不必用高倍镜观察。

7. 忽视显微镜的保养　显微镜是精密的放大仪器，使用时要轻拿轻放。不能用手

或布去擦拭镜头，要用镜头纸擦拭镜头。在清洁油镜头、玻片标本时，先用镜头纸擦去镜头及玻片上的香柏油，再换另一镜头纸蘸二甲苯擦去镜头及玻片上的香柏油，最后再换另一镜头纸擦去镜头及玻片上残留的二甲苯。使用倾斜关节时，倾斜角度不能太大。实验完毕，盖上镜头盖，转动转换器，使两个物镜分开至两旁，移去载物台上的玻片，降下镜筒，装入镜箱内。

8. 单眼观察　要养成两眼同时睁开观察双目显微镜的习惯。

四、显微形态学绘图方法和注意事项

1. 自备黑色 HB 铅笔（或红蓝铅笔）、橡皮、直尺、削笔刀及绘图纸（或实验报告纸）。

2. 绘图必须准确、真实、明了、整洁有序，按标本绘制，不得抄袭。

3. 绘图时，左眼注视目镜，右眼看图纸绘图。每幅图的大小、位置、各部比例分配适宜。先用铅笔轻轻描出轮廓，经修正后再正式绘出。

4. 生物学实验所要求的图，用粗细线条表示范围，用密集圆点表示浓或暗，用疏点表示淡或明。要求轮廓清楚，线条光滑，不涂色，不投影，浓淡衬托适宜。每幅图的下方写出该图名称和放大倍数，由图向右侧引出平行线注明各部名称（不得已也可在左侧注字），注字要用楷书，各结构名称的最末一个字应在一条直线上。

5. 每次实验结束，将图送交教师审阅，记入平时成绩。

第二章　显微形态常用实验仪器与基本技术

实验一　光学显微镜的基本结构和使用方法

【实验目的】

1. 掌握低倍镜和高倍镜的使用方法。
2. 熟悉普通光学显微镜的基本构造及其性能。

【实验用品】

普通光学显微镜、擦镜纸、羊毛交叉装片、a 字母装片。

【实验内容】

光学显微镜（light microscope），简称光镜，是医学领域的教学、科研和临床工作中常用的仪器，每一个医学生都必须熟悉它的基本构造和性能，掌握正确的操作方法。

不同型号的光镜的外形和构造稍有不同，但其基本构造和性能是相似的（图 2 - 1）。

（一）光学显微镜的基本构造及性能

光镜由机械部分、照明部分和光学部分三大部分构成。

1. 机械部分

（1）镜座　是位于显微镜下方的基座，用以支持和稳定镜体。

（2）镜臂　是连接镜座，支持镜筒和镜台的部分，呈弓形，便于取用显微镜时握拿。

（3）调焦螺旋　是安装在镜臂两侧的大小两对螺旋，用于调节焦距，称调焦螺旋，又称调焦手轮。紧贴镜臂粗大的为粗调螺旋（粗调手轮），转动时可使载物台在较大范围上下移动，适于低倍镜使用；外侧小的为微调螺旋（微调手轮），转动时载物台升降幅度小，适于高倍镜、油镜下调节物像清晰度和观察标本不同层次的结构。一般在用粗调螺旋的基础上使用微调螺旋。

（4）观察头　是连接在镜臂前上方，安装有目镜和物镜的部分。

（5）物镜转换器　安装在观察头的下方，可以左右转动。为一凸形圆盘，其下面有4个物镜孔，可安装不同放大倍数的物镜。观察切片需要更换物镜时，可以转动物镜转换器将所需物镜对准标本。

（6）载物台　也称镜台、工作台，是物镜下方的方形台，用以放置标本。光线透过聚光镜经载物台中央的通光孔射向标本。

（7）推进器　位于载物台的后方，连有一个弧形的可动弹簧夹，在载物台下方安装有位于同一轴心的上下两个螺旋，分别是载物台纵向调节手轮和横向调节手轮，可调节载物台前后移动或载玻片左右移动，从而任意调节标本在视野中的位置。推进器上有纵、横游标尺，用以测定标本在视野中的方位及大小。

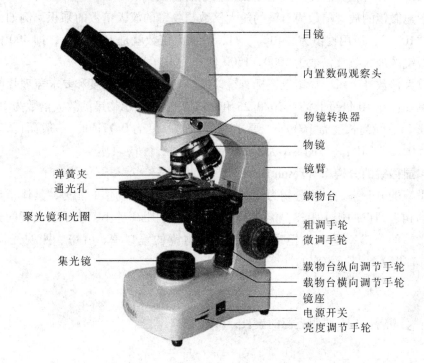

图 2 - 1　数码互动光学显微镜结构示意图

2. 照明部分

（1）光源　为安装在镜座底部的灯泡，其上方安装有集光镜，对光线有汇聚的作用，其亮度可通过安装在镜座一侧的亮度调节手轮来调节。

（2）聚光镜　安装在载物台通光孔下方，由一组透镜组成，可使光线汇聚，使亮度增加，载物台左下方有一小旋钮，可调节聚光镜升降：聚光镜上升时，光线增强；下降则光线减弱。

（3）光圈　安装在聚光镜下方，由许多金属片组成，外侧有一小柄，拨动时可调节光圈大小，从而使亮度变化：增大光圈则亮度增强，适于观察染色较深的标本；缩小光圈则亮度减弱，适于观察染色较浅或透明的标本。光圈下方有滤光片座（或环），可放置各式滤光片，以使光线变得柔和及增加镜下物像的反差等。

3. 光学部分

（1）物镜　安装在物镜转换器下方，呈短圆筒状，根据放大倍数不同，分为低倍镜、高倍镜和油镜三种。低倍镜镜身短细，镜面直径最大，镜筒上标有放大倍数"4×"或"10×"等字样；高倍镜镜身较长而粗，镜面直径较小，其上标有放大倍数"40×"或"45×"等字样；油镜镜身最长，镜面直径最小，其上标有放大倍数"90×"或"100×"等字样。各种物镜筒下端常以红、黄、蓝或白圈标记，方便识别。

（2）目镜　安装在观察头上部，呈短圆筒状，目镜上刻有"10×"或"15×"等字样，以表示目镜的放大倍数。倍数越大，目镜长度越短，反之亦然。镜筒和目镜的口径大小都统一，可根据需要更换不同放大倍数的物镜。

光学显微镜的放大倍数为目镜的放大倍数与物镜的放大倍数的乘积，例如：当所用目镜为"10×"，所用物镜为"40×"时，其放大倍数就是 10 × 40，即 400 倍。常用光学显微镜的最大放大倍数为 1000~1500 倍。

除放大倍数外，每个物镜上还标有镜口率（NA）、镜筒长度和要求盖玻片的厚度等数值。例如：在 10 倍镜上标有 10/0.25 和 160/0.17。表示物镜的放大倍数为 10 倍、镜口率为 0.25、镜筒长度为 160mm、要求盖玻片的厚度为 0.17mm。一般而言，"40×"的 NA 为 0.65；"100×"的 NA 为 1.25 等。

附：显微镜的分辨率（resolution）

显微镜的分辨率，又称分辨力，是指显微镜识别微观物像的能力，具体指显微镜能够区分的相近两点的最小距离。能够区分相近两点的距离越小，表示显微镜的分辨率越高。显微镜的分辨率是由物镜决定的，它和物镜的镜口率（NA）、照明光源的波长（λ）有直接关系，分辨率的计算公式为：

$$R = \frac{0.16\lambda}{NA} \tag{a}$$

（R：分辨率；λ：照明光源的波长；NA：镜口率。）

$$NA = n \cdot \sin\frac{\alpha}{2} \tag{b}$$

（n：物镜与标本间介质的折射率；α：物镜的镜口角，即从物镜光轴上的物点发出的光线与物镜前透镜有效直径的边缘所张的角度，见图 2-2。）

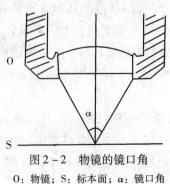

图 2-2　物镜的镜口角

O：物镜；S：标本面；α：镜口角

根据公式（a）可以推出，若光源波长 λ 越小，则分辨力越高；物镜的镜口率 NA 越大，则分辨力越高。按可视光线的波长 λ（400～700nm）为540nm，物镜的最大镜口率为1.25计算，$R=0.25\mu m$。这就是说，当相近两点的距离小于 $0.25\mu m$ 时，光镜下将无法分辨。因可视光线的波长可小到400μm，所以普通光学显微镜的分辨率的极限可达 $0.2\mu m$ 左右。

光镜下真核细胞中有的结构直径大于 $0.2\mu m$，如染色体、线粒体、中心体、核仁等在光学显微镜中能观察到，这种结构称为显微结构；细胞膜、内质网的膜、核膜、溶酶体、微管、微丝等小于 $0.2\mu m$，在普通光学显微镜下看不到，必须借助于电镜才能看到，称为亚显微结构或超微结构。

根据公式（b）可以推出，若物镜与标本间介质的折射率提高，则镜口率增加。空气的折射率为1，水为1.33，香柏油可达1.52，因此要增大镜口率，可以用油浸物镜。

由于电子波的波长比光波短得多，所以电子显微镜的分辨率与光学显微镜相比大大提高；但另一方面电镜的实际镜口率小于光学显微镜。所以现在电镜的分辨率一般可达到0.2～0.4nm，特殊的可达0.1nm。

（二）显微镜的使用方法

1. 低倍镜的使用

（1）接通电源　插好显微镜电源插头，打开电源开关。

（2）对光调光　旋转物镜转换器，使低倍镜对准通光孔，上升聚光镜，放大光圈，双眼同时睁开，一边观察目镜，一边调节亮度调节手轮，直到视野内光线明亮舒适为止。

（3）放置标本　将标本有盖玻片的一面向上置于载物台上，用弹簧夹固定，然后转动推进器旋钮，将标本移到通光孔中央。

（4）设定眼距　即调节两目镜筒之间的距离，使其与双眼瞳孔的瞳间距相等。直到两眼看到的视场重叠为止。

（5）调节焦距　（以"10×"物镜为例）首先从侧面注视低倍镜，转动粗调手轮，使载物台缓慢上升，当距离物镜约0.5cm处后，两眼通过目镜观察视野，同时转动粗调螺旋，使载物台缓慢下降，直到视野里中出现清晰物像为止。

2. 高倍镜的使用

（1）通过上述操作，已在低倍镜下清晰地看到物像，再将要放大的结构移至视野中央。

（2）从侧面注视物镜，转动物镜转换器，使高倍镜对准通光孔。

（3）两眼通过目镜观察，同时慢慢调节微调螺旋，直到物像清晰。

如果按照上述操作不能找到观察目标的物像，有如下几种可能的情况：①观察目标不在视野之内，这时可换回低倍镜，将目标移至视野中央。②玻片反置，可将切片有盖玻片的一面朝上，再按上述步骤操作。③标本太小或材料密度太低，在高倍镜下难以寻找，应换到低倍镜下找到材料后移至视野正中央，再转高倍镜观察。④标本染色太浅或透明，或是光线太强时，应调节聚光镜或光圈，减少进光，使反差增大。

调制物像清晰时，物镜镜面与标本之间的距离，称为工作距离。物镜的放大倍数越低，工作距离越长；物镜的放大倍数越高，工作距离越短。同高调焦即是根据物镜的工作距离，确定每个物镜的高度，使不同放大倍数的物镜基本在同一焦面上聚焦，这样低倍镜成像后再换高倍镜或油镜，都可以见到物像，再用微调螺旋稍微调节即可。

如果高倍镜下观察仍不清晰，可用油镜观察。

3. 油镜的使用

（1）移开高倍镜，在标本上要观察的部位滴一滴香柏油，眼睛从侧面注视物镜，旋转油镜，使油镜镜面浸在标本上的油滴中。

（2）一只眼睛观察目镜，慢慢上下调动微调螺旋，直到物像最清晰为止。然后，调节另一侧目镜的高度使物像清晰。一般情况下，转为油镜即可成像，用微调螺旋稍加调节就可以看到清晰的图像了。

（3）油镜使用完后，先下降载物台，把镜头转到旁边，用擦镜纸把镜头上的香柏油擦干净后，再用擦镜纸蘸少许二甲苯轻擦，最后用干净的擦镜纸擦拭几遍。

（4）有盖玻片的标本，同样用擦镜纸蘸少许二甲苯将盖片上的油擦干净即可。无盖玻片的标本（如血涂片）不能擦，以免损坏标本。临时制片因有水分，不能用油镜观察。二甲苯具有毒性，注意使用时要保持一定的距离，并开窗通风。

（三）低倍镜和高倍镜使用练习

1. 观察 a 字母装片　取一张 a 字母装片，用低倍镜观察，反复练习对光调光、标本放置和调节焦距等。注意观察：玻片上的字母是正像还是反像？为什么？如将玻片前后左右移动时，镜下所见物像与玻片移动方向是否一致？

2. 观察羊毛交叉装片　取一张羊毛交叉装片，先用低倍镜观察，找到羊毛后，再将羊毛交叉部位移到视野中央，然后换高倍镜观察，转动微调螺旋，观察不同层次，判定哪根羊毛在上方，哪根位于下方。

（四）使用显微镜的注意事项

显微镜是一种贵重的精密仪器，必须正确使用显微镜，爱护公共财产。

1. 搬动显微镜时，需一手握住镜臂，一手托住镜座，要轻拿轻放，切勿一手斜提，前后摆动，以免碰撞或零件松脱。显微镜放置的位置不要靠近实验台的边缘，镜座后缘离实验台应有 5～10cm 的距离。

2. 使用前检查，如发现缺损或使用过程中发现问题，应立即报告教师。机械部分的螺旋都有一定的转动限度，不能一直单向地升或降。在任何时候，特别在用高倍镜或油镜时，都不应该一面观察目镜，一面上升载物台，以免玻片与物镜相撞。

3. 观察临时制片时要加盖玻片，以免药液损坏物镜。

4. 放置切片时，应将有标本的一面向上放置，否则使用高倍镜和油镜时会找不到物像。

5. 更换不同的标本时，先下降载物台，转开物镜，再取出或放置标本。

6. 不得随便取出目镜，以免灰尘落入镜筒内影响观察，更不得任意拆卸零件。

7. 使用完毕，应下降载物台，取下玻片，调节亮度调节旋钮，使照明光源亮度调至最暗，然后关闭电源，将显微镜放回原处，盖好防尘罩。

8. 保持显微镜清洁：机械部分如有灰尘污物，可用擦镜布蘸少许酒精擦去。光学和照明部分污染时，用擦镜纸蘸少许二甲苯揩擦。使用时勿使水或药物污染镜头，以免损坏。

9. 观察时，双眼同时睁开，双手同时操作。绘图时，将图纸放于显微镜旁，一边观察，一边绘图。

【思考题】

1. 显微镜由哪三大组成部分构成，各组成部分包括哪些主要装置？
2. 什么是显微镜的分辨率？分辨率与哪些因素有关？
3. 使用显微镜时，为什么必须按照从低倍到高倍再到油镜的顺序进行？
4. 如果标本放反了，结果会怎样？为什么？
5. 调节显微镜下物像的亮度，可以通过哪些途径？
6. 显微镜下所见物像前后左右的位置与标本实际放置的位置是否一致？为什么？

实验二　形态学基本操作

一、石蜡切片制作

【实验目的】

掌握石蜡切片染色的流程。

【实验内容】

1. 取材与固定　处死动物，切取组织块大小约 $1.5cm \times 1.5cm \times 0.5cm$，放置于含 $3.6\% \sim 4\%$ 甲醛固定液中固定 12 小时，固定后用水洗 1 小时。

2. 脱水　将组织分别放置于梯度乙醇中脱水。70% 乙醇 4 小时，80% 乙醇 2～4 小时，95% 乙醇Ⅰ 2～4 小时，95% 乙醇Ⅱ 2～4 小时，100% 乙醇Ⅰ 2～4 小时，100% 乙醇Ⅱ 2～4 小时。

3. 透明　二甲苯Ⅰ 30～60 分钟，二甲苯Ⅱ 30～60 分钟。

4. 浸蜡　石蜡熔点 48℃～52℃，石蜡Ⅰ 30～45 分钟；石蜡熔点 58℃～62℃，石蜡Ⅱ 30～60 分钟。

5. 包埋　将熔化了的石蜡倾入包埋框内，随即迅速将组织块用加温了的镊子根据切面置于框内，平置底面。自然凝固后将蜡块修齐，放于冰箱中冷冻。

6. 石蜡切片　切片厚度为 5 ~ 10μm，用干燥毛笔将切片卷下，放入盛有 45℃温水的摊片机中，将切片摊于温水面上，光亮的切面向下；用弯镊子细心张开皱纹，使切片平整地展开于水面上，然后将载玻片倾斜伸入水中，将切片贴附在载玻片上，切片置于 56℃保温箱内烘干 2 小时或过夜。

7. HE 染色法　将烘干的切片分别放置于二甲苯 I 10 分钟，二甲苯 II 10 分钟，100% 乙醇 5 分钟，95% 乙醇 5 分钟，80% 乙醇 5 分钟。先用自来水而后用蒸馏水洗 5 分钟，Harris 苏木精染 5 ~ 8 分钟，自来水洗去多余染液约 2 分钟。用 1% 酸性乙醇分色 5 秒钟。用自来水洗 10 分钟，使组织变蓝色（此步后须用镜检，如细胞核过淡，可用自来水和蒸馏水洗一下，再用苏木精重染；如细胞核过深，可用水洗一下，再在酸性乙醇中分化一下，其余步骤与上相同）。切片放入 0.5% 伊红乙醇溶液中 4 ~ 5 分钟，经 95% 乙醇 I 脱水 2 分钟，95% 乙醇 II 脱水 2 分钟，100% 乙醇 I 脱水 1 分钟，100% 乙醇 II 脱水 1 分钟；再浸入二甲苯 I 透明 3 分钟，二甲苯 II 透明 3 分钟。切片自二甲苯中取出，立刻滴上一小滴中性树胶液，并迅速用镊子取洁净盖玻片盖上（勿留气泡）。结果：细胞核呈蓝紫色，细胞浆呈粉红色。

【实验报告】

石蜡切片技术中 HE 染色的方法和步骤。

二、冰冻切片快速染色制作

【实验目的】

掌握冰冻切片染色的流程。

【实验内容】

1. 切片

（1）取材：组织大小约 1.5cm × 1.5cm × 0.3cm。

（2）取出组织支承器，放平摆好组织，周边滴上 O.T.C 包埋剂，速放于冷冻台上冰冻。小组织应先取一支承器，滴上包埋剂让其冷冻，形成一个小台后，再放上细小组织，滴上包埋剂。

（3）将冷冻好的组织块，夹紧于切片机持承器上，启动粗进退键，转动旋钮，将组织修平。

（4）调好欲切的厚度：根据不同的组织而定，原则上是细胞密集的薄切，纤维多、细胞稀的可稍微厚切，一般在 5 ~ 10μm 间。

（5）贴片。

（6）晾干，切片。

2. 染色

（1）冰冻切片在 4% 甲醛水溶液中固定 10 ~ 30 秒。

（2）稍水洗 1～2 秒。

（3）苏木精液染色 30～60 秒。

（4）流水洗去苏木精液 5～10 秒。

（5）1% 盐酸乙醇 1～3 秒。

（6）稍水洗 1～2 秒。

（7）促蓝液返蓝 5～10 秒。

（8）流水冲洗 15～30 秒。

（9）0.5% 伊红液染色 30～60 秒。

（10）蒸馏水稍洗 1～2 秒。

（11）80% 乙醇 1～2 秒。

（12）95% 乙醇 1～2 秒。

（13）无水乙醇 1～2 秒。

（14）石碳酸二甲苯 2～3 秒。

（15）二甲苯Ⅰ 2～3 秒。

（16）二甲苯Ⅱ 2～3 秒。

（17）中性树胶封固。

【实验报告】

冰冻切片制作流程。

三、人血液涂片制作与观察

【实验目的】

掌握血液涂片的制作。

【实验内容】

1. 取血 用指腹轻揉采血部位（无名指指尖或耳垂），再以 70%～75% 的酒精棉球消毒皮肤。

2. 涂片 用消毒后的采血针穿刺采血部位，待血液流出后，用消毒棉球擦去第一滴血，将第二滴血滴于洁净的载玻片右侧，左手拇指、食指和中指拿住滴有人血的载玻片，右手取另一张洁净的载玻片作为推片，将推片竖起与滴有人血的载玻片呈 30°～45° 接触血滴，待血滴沿着推片边缘散开后，保持推片夹角，迅速往左侧推出，制成边缘整齐、均匀无空泡的薄层血涂片，于实验室通风处自然晾干。

3. 染色 滴几滴瑞特（Wright's）染液，使涂片区域全部覆盖，固定约 3 分钟后，再滴加同瑞特染液等量的磷酸缓冲液（pH≈6.8）作用约 10 分钟，然后用清水冲洗，干燥好的血涂片最后以树胶封固。

4. 镜下观察 可见大量的红细胞，呈红色，双凹圆盘状，无核，细胞中央染色较边缘浅。

红细胞间散在分布着球形的白细胞，体积一般比红细胞大，有多种形态的染成蓝色的细胞核。血涂片中还可见到许多分散或成群分布的血小板。

【实验报告】

绘制高倍镜下观察到的人血细胞形态图。

四、牙齿磨片制作

【实验目的】

掌握牙齿磨片的制作。

【实验内容】

1. 选择没有龋齿和磨损的牙齿。
2. 分切：用夹轴夹住金刚砂片，牢固装入电机车头中，启动电机在不断加水的情况下，将牙齿切成1mm厚的剖片。
3. 粗磨：将剖片在玻璃片上加粗石英砂和水研磨，使厚度变为0.5mm。
4. 细磨：将剖片在玻璃片上加细研磨剂研磨，然后在毛玻璃上将研磨剂磨尽，将表面冲洗干净。
5. 流水冲洗：自来水冲洗。
6. 脱水：经70%、80%、95%、100%乙醇逐级脱水5~10分钟。
7. 透明：放入二甲苯中，直至磨片透明为止。
8. 中性树胶封固。

【实验报告】

牙齿磨片制作流程。

实验三　小鼠大体解剖

【实验目的】

1. 掌握小鼠的抓取、固定及处死方法。
2. 掌握小鼠的解剖方法。
3. 熟悉小鼠的生理特点及内脏解剖特点。

【实验内容】

（一）小鼠的抓取与固定

1. 单手抓取固定法 小鼠性情较温顺，挣扎力小，比较容易抓取和固定。抓取时，用左手拇指和食指捏住小鼠尾巴中部放在格板或铁笼上；趁着小鼠试图挣脱的瞬间，迅速用另外三个手指压住小鼠的尾巴根部握入手掌；放松拇指和食指，用另外三个手指控制小鼠，然后用食指和拇指捏住小鼠头部两边疏松的皮肤提起小鼠，完成抓取固定。

2. 双手抓取固定法 抓取时先用右手抓取鼠尾提起，置于鼠笼或实验台向后拉，在其向前爬行时，用左手拇指和食指抓住小鼠的两耳和颈部皮肤，将鼠体置于左手心中，把后肢拉直，以无名指按住鼠尾，小指按住后腿即可。

（二）小鼠的处死方法

1. 颈椎脱臼处死法 此法是将实验动物的颈椎脱臼，断离脊髓致死，为小鼠最常用的处死方法。操作时实验人员用右手抓住鼠尾根部并将其提起，放在鼠笼盖或其他粗糙面上，用左手拇指、食指用力向下按压鼠头及颈部，右手抓住鼠尾根部用力拉向后上方，造成颈椎脱臼，脊髓与脑干断离，实验动物立即死亡。

2. 断头处死法 此法适用于鼠类等较小的实验动物。操作时，实验人员用左手按住实验动物的背部，拇指夹住实验动物右腋窝，食指和中指夹住左前肢，右手用剪刀在鼠颈部垂直将鼠头剪断，使实验动物因脑脊髓断离且大量出血死亡。

（三）系统解剖步骤

1. 处死小鼠 将小鼠采用颈椎脱臼法处死。

2. 性别辨识 一般而言，比较大一点的小鼠（如25g）雄性的睾丸还是比较明显的，这很容易区分。对于比较小的（如15g以下），主要是观察肛门与生殖器之间的距离。雄性小鼠的距离较大，雌性的距离较小。

3. 消化系统

（1）口腔

①没有犬齿及前臼齿。

②门齿、恒切齿终生持续不断地生长。

③口角部分具有皮脂腺，腺体开口于颊部口腔黏膜。

④有时可发现小鼠的门齿过长，无法正常咬合与进食，而且异常瘦弱，可能的原因是门齿生长畸形或咬合不正。处理方法是修剪门齿或将之淘汰。

（2）唾液腺 具有三对，分别为腮腺、颌下腺及舌下腺。

（3）食道 位于气管左侧，缺乏在其他动物品种常见之黏液分泌腺体。

（4）胃

①啮齿动物的前胃内壁呈角质化，以利消化坚硬的食物。

②分为非腺体部及腺体部。

（5）小肠　全长约46cm。十二指肠具有十二指肠腺。

（6）大肠

①肠系膜对侧有许多淋巴组织，称为裴氏斑。

②没有阑尾。

（7）盲肠

①啮齿动物的盲肠很大，在小鼠的消化生理上扮演着重要的角色。

②小鼠具有食粪行为，即将经由盲肠微生物丛代谢之营养成分，在每日特定的时间，经粪便排出，再经口吃入。

③投予大量抗生素，常会导致小鼠肠内正常微生物丛大量死亡，进而产生肠道鼓胀。

（8）肝脏

①有四个分叶，分别为中央叶、左叶、右叶和尾叶，但其分叶可能受品系或遗传所影响。

①有胆囊。

（9）胰脏　松散地分布于十二指肠及脾脏周围肠系膜间，有些会与胆管结合进入十二指肠。

4. 呼吸系统　肺脏左侧只有单叶，而右侧则分为前叶、中叶、后叶及心叶。

5. 生殖系统

（1）雌鼠的生殖器官有卵巢、输卵管、子宫、阴道、阴蒂腺、乳腺等。

①雌性子宫呈"Y"形，分为子宫角、子宫体、子宫颈。卵巢为系膜包绕，不与腹腔相通，故无宫外孕。

②阴蒂腺在阴蒂处开口，左右各一。阴道在出生时关闭，从断奶后至性成熟才慢慢张开。

③乳腺发达，共有5对，3对位于胸部，可延伸至颈部和背部；腹部有2对，延续到鼠蹊部、会阴部和腹部两侧，并与胸部乳腺相连。

（2）雄鼠的生殖器官有睾丸、附睾、储精囊、副性腺（凝固腺、前列腺、尿道球腺、包皮腺）、输精管及阴茎等。

①雄性为双睾丸，幼年时藏于腹腔内，性成熟后则下降到阴囊，其表面为纤维结缔组织，内部由许多曲细精管和间质组织所组成。精子在通过附睾期间成熟，并与副性腺分泌物一同在交配时射入雌鼠阴道内。

②前列腺分背、腹两叶。凝固腺附着于精液腺内侧，是呈半透明的半月形器官。副性腺分泌物有营养精子、形成阴道栓等作用。

第三章　细胞形态学实验

实验一　动物细胞的形态结构

【实验目的】

1. 掌握光镜下动物细胞的基本形态结构。
2. 掌握临时制片的方法和显微绘图的方法。

【实验用品】

1. **材料**　口腔上皮细胞，活体蛙，人血涂片，脊髓横切片，平滑肌纵、横切片。
2. **器材**　显微镜、载玻片、盖玻片、镊子、牙签、纱布、吸水纸、剪刀、染色缸。
3. **试剂**　Giemsa 染液、甲醇、1%碘液。

【实验内容】

1. 制作人口腔黏膜上皮细胞临时装片并观察细胞形态

（1）**制片和染色**　用纱布将载玻片和盖玻片擦拭干净，然后用吸管吸取一滴碘液滴在清洁的载玻片中央，用一根牙签的侧缘轻轻刮取自己口腔内壁黏膜上皮细胞，把它涂在载玻片的碘液中，轻轻搅动，使细胞分散并染色。用镊子夹取盖玻片，让盖玻片一边先接触碘液再慢慢盖下去，使整个盖玻片下方均匀布满碘液，避免产生气泡。用吸水纸将多余的碘液吸干。

（2）**观察和绘图**　首先在低倍镜下观察，挑选分散的、轮廓清晰的细胞，移到视野的中央，然后转换高倍镜观察。镜下可见口腔上皮细胞被碘液染成黄色，表面观呈椭圆形或不规则多边形。细胞膜（cell membrane）薄而不显著；细胞核（nucleus）呈椭圆形，位于细胞中央；细胞浆（cytoplasm）中有许多染成黄色的颗粒状物质（图 3-1）。一边观察，一边绘图。

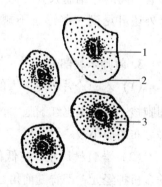

图 3-1　人口腔上皮细胞

1. 细胞核；2. 细胞膜；3. 细胞浆

2. 制作蛙血涂片并观察

（1）取材及涂片　取一只活青蛙，用剪刀将其后肢剪断，取一滴蛙血滴在载玻片右侧端。左手拇指、食指和中指拿住滴有蛙血的载玻片，右手取另一张载玻片，将载玻片竖起与滴有蛙血的载玻片呈30°~45°角落下，让其一侧边缘接触到血滴，使血液沿接触边缘展开，然后迅速向左侧推移，做成均匀的薄层血涂片（图3-2）。

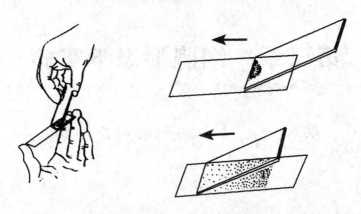

图3-2　血涂片的制备方法

（2）固定与染色　血涂片自然晾干后，放在盛有甲醇的玻璃缸中固定3分钟，然后将固定后的玻片平置桌上，滴加Giemsa染液（Giemsa干液：磷酸缓冲液 = 1:9）8~10滴，盖满整个涂片区域，染色15分钟，用自来水轻轻洗去染液并晾干。

（3）观察　在低倍镜下选择分布均匀的血细胞，换高倍镜观察：可见大量红细胞，呈椭圆形，中央有一个椭圆形的细胞核；除红细胞外，在涂片中还可见到各种形态不同的白细胞及血小板，其数量比红细胞少得多；另外还可见到一些形态不规则的衰老红细胞（图3-3）。

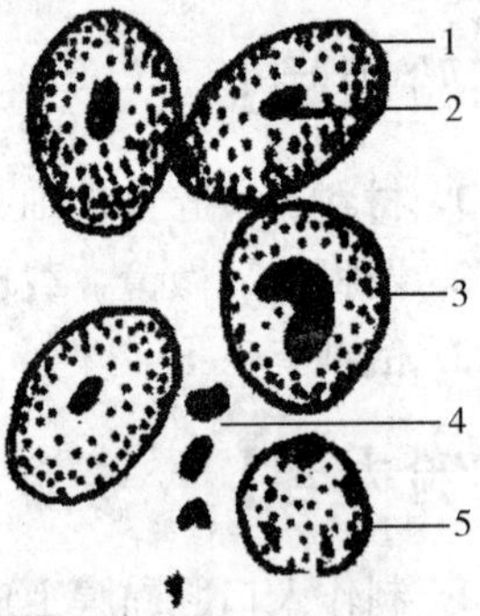

图3-3　蛙血涂片
1. 红细胞；2. 细胞核；
3. 白细胞；4. 血小板；
5. 衰老的红细胞

3. 教师示教部分

（1）人血涂片标本　人的红细胞呈双凹圆盘形，无细胞核。白细胞比红细胞大，具有多种形状的细胞核。血涂片中还可见到许多分散或成群分布的血小板。

（2）脊髓横切片　在低倍镜下找到脊髓前角，可见许多被染成红色的、体积较大的多极神经元，即脊髓前角运动神经元；其胞体为不规则的三角形或多边形；从胞体伸出长短不等的突起，即树突与轴突；细胞核大而圆，染色较浅，可见核仁。

（3）平滑肌纵、横切片　纵切片可见平滑肌细胞呈梭形，细胞中部有一个椭圆形的细胞核；横切片可见平滑肌细胞大小不等的切面，有的可见细胞核，有的未切到细胞核。

【实验报告】

1. 绘制人口腔黏膜上皮细胞图。
2. 要求：画 2 ~ 3 个细胞，大小适中。

【思考题】

1. 本次实验中，碘液的作用是什么？
2. 同一种细胞，在不同的切面上看到的形态结构是否相同？为什么？

【附】

生物显微绘图方法和注意事项：

1. 自备绘图工具：黑色 HB 铅笔、橡皮、直尺、削笔刀及绘图纸（或实验报告纸）。
2. 一定要按照标本绘制，做到准确、真实、明了、整洁，不得抄袭。每幅图的大小、位置、各部比例分配适宜。先用铅笔轻轻描出轮廓，经修正后再正式绘出。
3. 生物显微绘图的基本方法：用线条描绘外形轮廓，用密集圆点描绘物质浓密或光线较暗的区域，用疏点描绘颜色浅淡或光线明亮的区域。要求轮廓清楚，线条光滑，不需要涂色和投影。由图向右侧引出平行横线，横线的末端要求在一条直线上；用楷书工整地注明各部分名称；每幅图的下方写上图的名称，并在括号内注明放大倍数。
4. 实验结束时，将图送交教师审阅，记入平时成绩。

实验二　细胞器及细胞器的活体染色

【实验目的】

1. 掌握光镜下各种细胞器的形态特征。
2. 了解细胞活体染色和线粒体显示的原理与方法。

【实验用品】

1. **材料**　动物肝（胰或肾）切片、脊神经节切片、马蛔虫子宫横切片、口腔上皮细胞。
2. **器材**　显微镜、载玻片、盖玻片、镊子、吸管、牙签、吸水纸。
3. **试剂**　中性红 – 詹纳斯绿染液（配制方法见附录）。

【实验内容】

1. 细胞器（organelle）的观察

（1）高尔基复合体（Golgi complex）　观察脊神经节切片，镀银法染色，可见神经节细胞呈圆形或椭圆形，染成棕黄色。细胞中央着色浅淡区域为细胞核所在位置。在细胞浆中有许多被染成棕褐色的弯曲线状或交织成网状的结构，就是高尔基复合体。

（2）线粒体（mitochondrion）　①取大白鼠肝脏（或胰脏）切片，苏木精染色，先在低倍镜下找到细胞颜色较深区域，然后转换高倍镜仔细观察，可见大量多边形的细胞，细胞膜界限不太清晰，有 1～2 个紫蓝色圆形的细胞核位于细胞中央，在核周围的细胞浆中可见许多深蓝色细小粒状或线状的结构，就是线粒体。②观察蟾蜍肾脏切片，可见许多圆形或椭圆形的肾小管横切面，管壁细胞之间界限不太清晰，可以根据核的位置大致确定细胞的范围。核圆形、染色浅，可见明显的核仁。核周围的细胞浆中大量蓝黑色颗粒状或线状的结构，就是线粒体。

（3）中心体（centrosome）　观察马蛔虫子宫横切片，寻找处于分裂中期的受精卵细胞，可见在细胞的两极各有一个被染成深蓝色的小体，即为中心粒（centriole）；在中心粒周围还有一团比较致密的物质，称为中心球（centrosphere），其中含纤细的丝状物，围绕中心粒呈放射状排列称星射线（astral fiber）。中心粒和中心球合称为中心体。两个中心体之间有丝状物，即纺锤丝（spindle fiber），纺锤丝形成纺锤形的结构，即纺锤体（spindles）（图 3-4）。

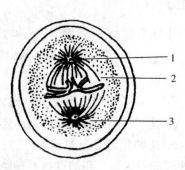

图 3-4　马蛔虫分裂中期
1. 中心体；2. 纺锤体；3. 星射线

2. 线粒体的活体染色

（1）原理　詹纳斯绿（Janus green B）能特异性地使线粒体色素氧化酶保持氧化状态，呈现淡蓝绿色，而细胞浆则被还原成无色区域。用中性红 - 詹纳斯绿混合染色，可清楚地显示线粒体的形态。

（2）实验步骤

①制片　将载玻片擦净后平放在桌上，在载玻片的中央滴 2～3 滴中性红 - 詹纳斯绿染液，用牙签侧缘刮取口腔上皮细胞，涂在载玻片染液中，使其分散均匀，盖上盖玻片，染色 2～3 分钟。

②观察　高倍镜下观察口腔上皮细胞，细胞浆中散在的一些染成亮绿色粒状和短棒状的颗粒，就是线粒体。

【实验报告】

绘制细胞中的线粒体、高尔基复合体的形态和分布图。

【附】

线粒体活体染色试剂配制方法：

A 液（詹纳斯绿饱和水溶液）：称取詹纳斯绿 5.18g，加蒸馏水至 100ml，混匀即可。

B液（1:15000 中性红水溶液）：取中性红 10mg，溶于 150ml 蒸馏水混匀即可。

C液（中性红饱和水溶液）：取中性红 5.64g，加蒸馏水至 100ml，混匀即可。

D液：将 3 滴 A 液（溶解度为 5.18%），加到 5ml 无水乙醇中，然后再加入 B 液 1ml，并用黑纸包好贮存于冰箱中。

E液：在 5ml 无水乙醇中，加 20~30 滴 C 液，置冰箱中保存备用。

F液（中性红-詹纳斯绿染液）：将 D 液和 E 液混合在一起，临用前配制。

【思考题】

1. 在不同种类的细胞中，细胞器的形态和数量是否有区别？
2. 动物细胞和植物细胞的细胞器的种类有哪些不同？

实验三　细胞的有丝分裂

【实验目的】

1. 掌握动、植物细胞有丝分裂的各期的主要形态变化特点。
2. 了解动、植物细胞增殖有丝分裂的异同。

【实验用品】

1. 器材　显微镜。

2. 标本　洋葱根尖切片、马蛔虫子宫横切片。

【实验内容】

细胞分裂方式包括无丝分裂（amitosis）、有丝分裂（mitosis）和减数分裂（meiosis）三种。有丝分裂是动、植物细胞分裂的主要方式，通过有丝分裂实现生长发育过程中细胞数目的增加及衰老死亡细胞的更新。在细胞增殖周期中，经过间期和分裂期的一系列连续变化过程，细胞得以增殖。本实验主要观察细胞增殖周期中的形态变化，其中以分裂期的形态变化最为复杂。为了学习的方便，我们通常把分裂期分为前期、中期、后期和末期四个阶段。

1. 植物细胞的有丝分裂各期的观察（图 3-5）

（1）**低倍镜观察**　洋葱根尖纵切片，可见根尖生长区细胞较小，排列紧密，呈方形。在许多间期细胞中间，散在分布有处于各个不同时期的有丝分裂象。选择较典型的各个分裂期的细胞，转换高倍镜观察。

（2）**高倍镜观察**

①间期　细胞核轮廓清晰，圆形或卵圆形，染色较浅，可见 1 个到数个核仁。

②前期　核膜溶解，核区膨大，染色质折叠形成细丝状结构，称染色线。核仁逐渐解体，故有的细胞中可见核仁，有的细胞中核仁已经消失。

③中期　核膜、核仁完全消失；纺锤体形成，并移到细胞中央区域。此时染色体更加缩短变粗达到最大程度的凝集状态。每条染色体包含两条染色单体，由一个着丝粒连接在一起。光镜下难以辨认两条染色单体。细胞内的全部染色体（洋葱为16条）移到细胞中央，有序排列在细胞中央的"赤道"面上，形成赤道板。

④后期　每个染色体的着丝粒纵裂，姊妹染色单体分开成为两个独立的染色体。排列在赤道板的全部染色体分成两组（姊妹染色单体分开，各分向一组），在纺锤丝的牵引下分别向两极移动。

⑤末期　两组染色体分别到达细胞两极，即为末期的开始。此时两组染色体各在一极聚集，重新解螺旋形成染色质；核仁、核膜重新出现，形成两个子细胞核；纺锤丝逐渐消失，在两个子核之间形成细胞板，并向周边延伸，直至分隔成两个新的子细胞。

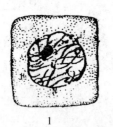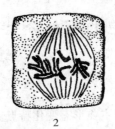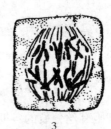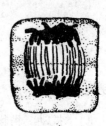

图3-5　洋葱根尖细胞有丝分裂
1. 前期；2. 中期；3. 后期；4. 末期

2. 动物细胞有丝分裂各期的观察（图3-6）

（1）**低倍镜观察**　可见马蛔虫子宫横切片上有许多圆形的受精卵。每个受精卵外面有一层较厚的卵壳（受精膜），卵壳内是宽大的围卵腔，受精卵细胞悬浮在围卵腔中。选择不同时期的受精卵细胞换到高倍镜观察。

（2）**高倍镜观察**　马蛔虫受精卵的有丝分裂过程基本上与洋葱根尖相似，也分为间期和分裂期的前、中、后、末四个时期。与植物细胞的不同之处主要是：动物细胞具有中心粒而没有由纤维素成分构成的细胞壁，高等植物细胞则具有纤维素性质的细胞壁而没有中心粒。因此，两者在纺锤体的形成和胞浆分裂的方式上有所不同。动物细胞在分裂时，中心粒复制成两组，分别移向细胞两极，中心粒周围出现星射线，两组中心粒之间出现纺锤丝并形成纺锤体；高等植物细胞的纺锤体两端没有中心粒和星射线。植物细胞以隔板方式形成子细胞，而动物细胞则以缢裂方式形成子细胞。

以下是马蛔虫受精卵细胞有丝分裂间期和分裂期的主要变化：

①间期　细胞核轮廓清晰，染色浅淡，呈均质状。有时因切面的关系可能看不到间期的细胞核。

②前期　核区膨大，染色质折叠形成细线状。两组中心粒分别移向细胞两极，中心粒周围有放射状排列的星射线，中心粒之间出现纺锤丝。

③中期　马蛔虫受精卵细胞所有6条染色体位于细胞中央的赤道面，侧面观呈一直线状，极面观6条染色体在一个平面上清晰可数。此时两组中心粒分别移到细胞两极，

中心粒之间纺锤体已形成并移到细胞中央区域。调节微调螺旋，仔细观察中心粒和纺锤体。

④后期　着丝粒已一分为二，形成两个染色体组并分别向两极移动。

⑤末期　染色体重新解螺旋形成染色质，核膜、核仁重新出现，纺锤体、星射线消失，细胞在赤道部位向内凹陷，最后缢裂为两个子细胞。

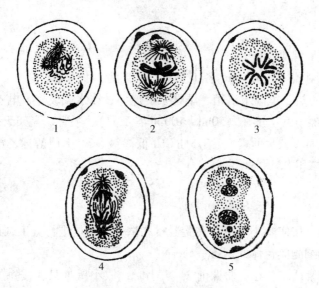

图 3-6　马蛔虫卵细胞分裂

1. 前期；2. 中期（侧面观）；3. 中期（极面观）；4. 后期；5. 末期

【实验报告】

根据对标本的观察绘制洋葱根尖细胞或马蛔虫受精卵细胞的有丝分裂各期图。

【思考题】

动物细胞和植物细胞的有丝分裂有哪些相同和不同之处？

实验四　小鼠骨髓细胞染色体的制备及观察

【实验目的】

1. 掌握染色体标本的制备方法。
2. 熟悉小鼠染色体的形态特征。
3. 了解小鼠的染色体数目及类型。

【实验原理】

小鼠是常用的医学实验动物，是进行医学细胞遗传学基本技术训练时的合适材料，采用其股骨制作染色体标本取材容易、操作方便。小鼠经活体注射秋水仙素后，秋水仙素抑制纺锤丝的形成，从而使细胞有丝分裂停止于中期。骨髓细胞分裂增殖旺盛，经秋水仙素处理后可获得大量的中期细胞有丝分裂象。在实验过程中采用低渗、固定、染色等处理，可使细胞膨胀、染色体分散，并使染色体形态保持不变并着色，便于进行染色体的观察和计数。

【实验用品】

1. 实验动物   健康小鼠。

2. 器材   注射器（1ml、5ml 各 1 只）、解剖盘、手术剪、镊子、止血钳、玻璃吸管、离心管、离心机、恒温水浴箱、试管架、烧杯、冰水载玻片、电吹风、染色缸、纱布、吸水滤纸、擦镜纸、量杯（50ml、100ml 各 1 只）、吸管、盘架天平、显微镜。

3. 试剂   0.04%秋水仙素、0.075M KCl 低渗液、3∶1 甲醇冰乙酸固定液、Giemsa 染液、香柏油、二甲苯。

【实验内容】

1. 实验准备   按实验小组清点实验器材和试剂，组员进行分工，预习实验指导。

2. 小鼠骨髓细胞染色体的制备

（1）秋水仙素处理   在实验课前 2～4 小时，取小鼠 1 只，按每 10g 体重 0.3ml 的剂量，由腹腔注入 0.04% 的秋水仙素。

（2）处死小鼠   右手轻轻提起小鼠尾巴，将小鼠平放在解剖盘上；左手迅速用镊子压住小鼠颈部，右手直拉尾巴至小鼠死亡（颈椎脱臼法）。

（3）取材   用手术剪剪开小鼠大腿上的皮肤和肌肉，从膝关节至髂关节处分离出股骨，剥离肌肉及结缔组织，放入盛有 5ml 0.075M KCl 低渗液的烧杯中，漂洗 1～2 分钟，弃漂洗液，再用吸管吸取 5ml 低渗液（0.075M KCl）放入烧杯，然后用止血钳钳碎股骨，使骨髓细胞散落入低渗液中，用吸管反复吹打，静置 1～2 分钟，然后小心吸取细胞悬液入离心管，加低渗液至 5ml，再用吸管反复吹打均匀。

（4）低渗   将盛有细胞悬液的离心管置于 37℃恒温水浴箱低渗处理 30 分钟。

（5）预固定及固定   取出低渗后的离心管，加入 1ml 左右 3∶1 的甲醇冰乙酸固定液，用吸管吹打均匀，将低渗后的离心管用天平配平后放入离心机的对称位置，经 2000rpm 离心 10 分钟，倒掉上清液，在离心管中加固定液 5ml，用吸管吹打均匀，放入 37℃恒温水浴箱 20 分钟，将离心管配平后放入离心机，经 2000rpm 离心 10 分钟，弃去上清液。

（6）制备细胞悬液及滴片   用吸管吸取 1ml 左右固定液，加入离心管，吹打均匀，制成细胞悬液。取预冷载玻片，用吸管吸取细胞悬液，由 20cm 左右高处滴至载玻片上，每片 2～3 滴，滴面不要重复，滴后迅速用嘴将液体吹开，用电吹风吹干载玻片。

（7）染色   在染色缸中放入 1∶9 Giemsa 染液，将载玻片放入染色缸中浸染 10～15 分钟，取出后用蒸馏水或自来水冲洗，用滤纸吸干剩余的液体。

3. 染色体的观察　首先在低倍镜下观察标本的制备效果。一般来说，制得好的标本可见很多染成紫红色的圆形区域。由于低渗处理，细胞膜和细胞浆已被去掉，此时看到的圆形结构只是膨胀后的细胞核的部分。观察其中是否有很多细胞的分裂象，染色体是否已经分散，染色体的长度是否适中。如果染色体过于缩短，一般认为是秋水仙素的用量过大或时间过长，这样的染色体不利于形态观察。如果分裂象中染色体过于离散或丢失，则是离心速度太快或低渗时间太长所致，这样的分裂象不能用于记数。因此，为了保证观察效果，必须严格按操作方法制片。用低倍镜找到较好的分裂象后改用高倍及油镜观察。在高倍镜下可见小鼠的染色体数目（2n）为 40 条，性染色体机制为 XX - XY。染色体全部为端部着丝粒型，显微镜下观察呈"V"字形，大小无明显区别。

4. 卫生整理　实验完毕后，分组将所有实验器材清洗干净，清点各种试剂并放回原处，将动物尸体集中后交由教师妥善处理，打扫实验室卫生。

【注意事项】

1. 腹腔注射秋水仙素时切莫损伤内脏，以免小鼠中途死亡。
2. 固定液要临时配制。秋水仙素要注意低温、避光保存。
3. 染色体计数时，一般需观察要 10 个以上的分裂象，才比较准确。

【实验报告】

1. 简绘小鼠细胞染色体核型图。
2. 记数 10 个细胞的染色体数目。

【思考题】

1. 在本次实验中，秋水仙素、低渗液、固定液的作用分别是什么？
2. 为什么要用预冷载玻片？
3. 你所在的实验小组的实验结果是否成功？如果不成功，原因何在？
4. 通过本次实验，你有哪些收获？

【附】

试剂配制方法：

1. 0.04% 秋水仙素溶液　称取秋水仙素 4mg，放入 10ml 0.85% 生理盐水溶解后即成。

2. pH6.8 磷酸缓冲液

A 液：$1/15M$ KH_2PO_4 0.907g，加蒸馏水 100ml 溶解。

B 液：$1/15M$ $Na_2HPO_4 \cdot 2H_2O$ 1.18g（或 $Na_2HPO_4 \cdot 12H_2O$ 2.38g）加蒸馏水 100ml 溶解。

将 A 液 50.8ml、B 液 49.2ml 混合即成 pH6.8 磷酸缓冲液。

3. 0.075M KCl 低渗液　原液：KCl 11.8g、双蒸水 100ml，溶解。1 份原液、19 份

蒸馏水混合即成 0.075M KCl 低渗液。

4. Giemsa 染液　Giemsa 粉 0.5g、甘油 33ml、甲醇 33ml 混溶。

先将 0.5g Giemsa 粉溶于少量甘油中，研磨至无颗粒，然后倒入剩余甘油，放入 56℃温箱 2 小时令其熔化，之后加入甲醇拌匀，再用滤纸过滤，置于棕色瓶密封保存。用时取原液 1 份、pH6.8 磷酸缓冲液 9 份稀释即成。

实验五　人类染色体的观察与核型分析

【实验目的】

　　1. 掌握人类染色体核型分析的基本方法及操作步骤。

　　2. 熟悉人类染色体的类型、数目及形态特征。

【实验原理】

　　人类非显带染色体核型分析是染色体研究的一项基本内容，也是临床上诊断染色体病的一项常规技术。其基本方法是：制备人类外周血淋巴细胞染色体标本，然后通过显微摄影拍摄人类非显带染色体的照片，冲洗放大后按照国际上统一的标准——Denver 体制，根据染色体的长短、着丝粒的位置、随体的有无等指标，将人的 46 条染色体分成 7 个组并编号，同源染色体进行配对，然后将染色体剪贴到专门的报告单上制成染色体核型图，并与正常人的核型进行比对。通过核型分析可以发现人类染色体的数目异常及明显的结构上的畸变。

【实验用品】

　　1. 材料　正常人外周血淋巴细胞染色体标本、正常人染色体核型图。

　　2. 器材　显微镜、剪刀、镊子、擦镜纸、胶水、核型分析报告单。

【实验内容】

　　1. 正常人外周血淋巴细胞染色体标本的观察

　　（1）染色体计数　在低倍镜下找到标本上分散好的分裂象后转换高倍镜和油镜进行观察和计数。计数前，先按染色体的自然分布情况大致分为几个区域，分别计数每个区域的染色体条数，然后加起来即为该细胞的染色体总数。为了核实时的方便，可按染色体在镜下的分布情况在纸上画一个简单的示意图，并记录显微镜的坐标。计数 3 个细胞的染色体数目。

　　（2）人染色体形态的观察　高倍镜或油镜下可见每条中期染色体由两条染色单体连于一个着丝粒上，以着丝粒为界，每条染色体可分为两个臂：即长臂（q）和短臂（p）。根据着丝粒所处位置的不同，可将人的染色体分为三种类型：

　　①中央着丝粒染色体　着丝粒位于染色体长轴的 1/2 ~ 7/8 处。

②亚中央着丝粒染色体　着丝粒位于染色体长轴的 5/8～7/8 处。

③近端着丝粒染色体　着丝粒于染色体长轴的 7/8～末端。这类染色体有时可见其短臂的末端有一个圆球状的结构，称随体。

2. 正常人染色体核型分析

（1）人类染色体的特征　根据 Denver 体制，将人的 46 条染色体中的 44 条（22 对）常染色体，按 1～22 编号。按其染色体的长度和着丝粒的位置可分为 A、B、C、D、E、F、G 七个组。对于另外的一对性染色体（sex chromosome），也根据其形态大小分别归入 C 组（X 染色体）和 G 组（Y 染色体）。分组的标准染色体如下：

A 组：第 1～3 号染色体，共 3 对。第 1 号为最大的中央着丝粒染色体，第 2 号为最大的亚中央着丝粒染色体，第 3 号为次大的中央着丝粒染色体。

B 组：第 4、5 号 2 对染色体，均为亚中央着丝粒染色体。

C 组：第 6～12 号，共 7 对，均为中等大小的亚中央着丝粒染色体。其中第 6、7、8、11 号短臂比较长。此组各号染色体间较难区分。X 染色体也属该组，大小介于 7～8 号之间。

D 组：第 13～15 号，共 3 对，均为近端着丝粒染色体。它们短臂的末端可见随体，各号之间不易区分。

E 组：第 16～18 号，共 3 对，其中第 16 号为中央着丝粒染色体，第 17、18 号为亚中央着丝粒染色体。第 18 号的短臂较短，可与第 17 号相区别。

F 组：第 19～20 号染色体，均为最小的中央着丝粒染色体。两对染色体之间不易区分。

G 组：第 21～22 号染色体，为最小的近端着丝粒染色体，其长臂均呈分叉状，短臂末端有随体。Y 染色体也属该组，其特征是长臂平行伸展，短臂末端无随体。Y 染色体通常略大于第 21、22 号染色体，第 22 号染色体大于第 21 号染色体。

（2）核型分析

①编号　取两张正常人染色体核型图，一张作为对照剪贴在报告单上部，另一张用作核型分析，仔细辨认每条染色体，并用铅笔在其旁边注明号及组别。可先找出 A、B、D、E、F、G 组，最后剩下的即为 C 组的染色体。

②排序　将核型图上的染色体逐个剪下，使短臂朝上、长臂朝下，依次排列在报告单上。

③校对　仔细检查排列顺序是否正确，不正确的及时加以调整。

④粘贴　用牙签挑取少许胶水小心地将每号的一对染色体依次贴在报告单上。注意贴的时候短臂朝上、长臂朝下，不能贴倒。在一行之内的染色体的着丝粒贴在一条直线上，以便分析比较。

⑤分析结果　辨别该核型的性别，计数染色体，并记录核型。正常男性核型表示为：46，XY；正常女性核型表示为：46，XX。

【实验报告】

剪贴分析一个正常人的核型。

人类染色体核型分析实验报告

_____

_____   _____

A（1～3）   B（4～5）

_____

C（6～12）

_____   _____

D（13～15）   E（16～18）

_____   _____

F（19～20）   G（21～22）

【思考题】

1. 核型分析有何临床意义？

2. 核型分析的基本步骤有哪些？

3. 人类染色体有哪三种类型？

4. Denver 体制是怎样将人类染色体分组和编号的？X 染色体和 Y 染色体分别属于哪个组，是什么类型的染色体？

【附】

（一）人外周血淋巴细胞培养和染色体标本制作

1. 培养液的配制 每例按 5ml 培养液计算。

培养液：RPMI1640 4ml。

小牛血清：1ml。

PHA（植物血凝素）：1% 浓度溶液 0.2～0.3ml。

双抗（青、链霉素）：100U/ml 0.1ml。

2. 染色体标本的制备

（1）采血 首先用 75% 的酒精棉球给供血者肘静脉部位的皮肤消毒，再用干燥无菌的注射器从肘静脉处抽取 1ml 血液，立即注入盛有 0.2ml 肝素的无菌青霉素小瓶中，轻轻摇匀后尽快送往实验室。

（2）接种 将血液标本带入无菌室或超净工作台中，按无菌操作将 1ml 血分装于两个盛有 RPMI1640 培养基的小瓶中，使每瓶中的血量为 0.3～0.5ml，同时往每瓶中加入 PHA0.2～0.3ml（1000～1500μg，使培养基中的终浓度为 200～300μg/ml），火焰消毒瓶口后用橡皮塞盖紧，静置 37℃±0.5℃ 的培养箱中，每天摇匀 1 次（动作要快），共培养 72 小时。

（3）秋水仙素处理 当全血培养至 68 小时左右时，从温箱中取出培养瓶，常规消毒瓶口，用 1ml 无菌注射器（5 号针头）取浓度为 5μg/ml 的秋水仙素向每个培养瓶中加 2 滴（使终浓度为 0.05μg/ml），摇匀后立即放回培养箱继续培养 2～3 小时，以积累更多停留在中期的分裂象。

（4）终止培养 从培养箱中取出培养物，摇匀后倾入 10ml 离心管中，放入离心机，以 1000rpm 离心 10 分钟，吸弃上清液。

（5）低渗处理 往离心管中加入 5～8ml 已预温到 37℃ 的 0.075M KCl 溶液，用吸管将细胞沉淀和低渗液充分混匀，置 37℃ 培养箱或 37℃ 恒温水浴箱中处理 20 分钟左右。

（6）固定 低渗处理完毕后，直接加入 1ml 新鲜固定液（用前 5～10 分钟配制）进行预固定，混匀后立即离心（1000rpm 10 分钟），吸弃上清液。再加入固定液 5～6ml 轻轻混匀，在室温下静置固定 20 分钟后，以 1000rpm 的速度离心 10 分钟，吸弃上清液。然后依照上述操作重新固定和离心各 1 次，吸弃上清液。

　　（7）制片　视离心管底部所沉淀的细胞量的多少加入适量的固定液（0.2～0.4ml），用吸管轻轻吹打混匀，制成细胞悬液，取一张经过冰水浸泡的载玻片，用毛细滴管吸取细胞悬液，在35cm左右的高度往稍倾斜的载玻片上滴2～3滴，立即用嘴对准载玻片吹一口气，使细胞较好地分散，然后在酒精灯上略烘一下，在空气中晾干。

　　（8）染色　如做染色体的常规分析，则标本晾干后用1∶9的Giemsa磷酸缓冲液（pH6.8）染色10～15分钟，在自来水管下用细水冲洗，晾干后即可观察。

（二）人类染色体核型图

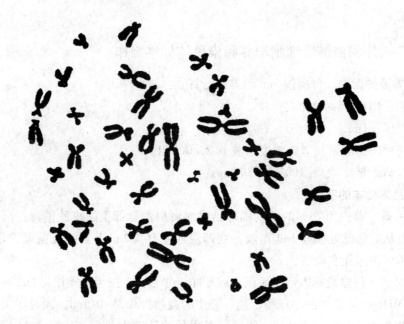

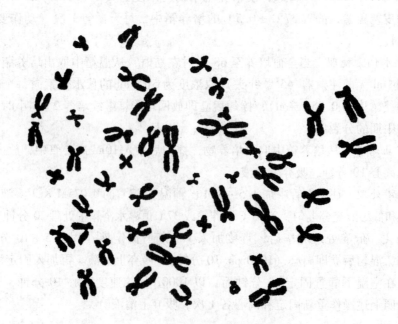

第四章 基本组织实验

实验一 上皮组织

【实验目的】

掌握各种类型被覆上皮组织的形态结构。

【实验内容】

（一）学生观察部分

1. 组织切片

（1）单层柱状上皮（simple columnar epithelium）

［材料］猫小肠。

［制作方法］甲醛固定，石蜡包埋，横切面切片，HE 染色。

［肉眼观察］仔细观察组织切片，可见管腔一侧表面起伏不平、染成蓝色，这是显微镜下重点观察的部分。

［低倍镜观察］小肠的腔面（肉眼观察为蓝染的部分）有许多突起，此即小肠绒毛。每个绒毛的表面有单层柱状上皮，可见细胞核蓝染，位于细胞的基底部，游离端细胞浆被染成粉红色，最表面可见深粉红色的边缘。

［高倍镜观察］可见单层柱状上皮由柱状细胞和杯形细胞组成。

①柱状细胞 柱状细胞数量多，排列紧密，呈高柱状，界限不清；细胞核长椭圆形，位于细胞近基底部，其长轴与细胞长轴一致，染色较浅；细胞浆被染成粉红色。在柱状细胞游离面可见被染成粉红色、厚度均一的膜状结构，即纹状缘。在细胞的基底部隐约可见起伏不平的粉红色线，即为基膜，多数并不明显。

②杯形细胞 散在分布于柱状细胞之间，形似高脚酒杯状，其顶部圆形较大，底部较细窄。较窄部分可见细胞核，着色较深，呈三角形或不规则形；顶部圆形部分被染成淡蓝色或空泡状（空泡是由于杯形细胞所产生的黏原颗粒经制片被溶解所致）。

（2）复层扁平（鳞状）上皮（stratified squamous epithelium）

［材料］狗食管。

［制作方法］甲醛固定，石蜡包埋，横断面切片，HE 染色。

［肉眼观察］因食管壁横断腔面有数条纵行皱襞而使其管腔呈不规则形，沿腔面着蓝紫色的一层，即为复层扁平上皮。

［低倍镜观察］食管复层扁平（鳞状）上皮由多层细胞构成，各层细胞形态各异。与深层结缔组织交界处是基膜，基膜不平整，有许多乳头状结缔组织突起伸入上皮。

［高倍镜观察］这种上皮细胞层数多，在一个视野中往往看不到上皮的全貌，故要移动切片进行观察。该上皮的基膜并不是很明显，沿着基底部凹凸不平的部位由深向浅依次观察各层上皮细胞，大致分为三层，各层之间无明显界限。

①基底层　位于基膜上的一排细胞，较小，为立方形或矮柱状，排列紧密，细胞界限不清，细胞浆嗜碱性强于其他各层细胞。有时该层好像由多层细胞所构成，这是因为斜切面的原因。

②中间层　在基底层上方有数层多边形细胞，细胞体积较大，细胞核呈圆形，位于中央。多边形细胞向腔面逐渐移行为梭形的细胞，细胞核变成扁椭圆形，染色变深。

③浅层　位于上皮的表面，为几层扁平的细胞，细胞核呈扁平或梭形，染色很深；有的细胞已开始和下方细胞脱离。

2. 模型观察

（1）上皮细胞侧面特化结构。

（2）熟悉紧密连接、中间连接、桥粒和缝隙连接在上皮细胞侧面的位置及各自形态特点与意义。

（二）教师示教部分

1. 单层扁平上皮（simple squamous epithelium）

［材料］鼠肠系膜铺片（表面观）。

［制作方法］镀银法染色：浸入盛有 1% 硝酸银溶液的平皿中，将肠系膜用木质细针固定在软木片上，放置在阳光下照射至肠系膜变成深棕色后，再将其剪成小块制成铺片。因银颗粒沉淀在细胞间质处，只能显示细胞外形轮廓，而不能分辨内部结构。

［高倍镜观察］细胞排列紧密，呈多边形。单个细胞界限呈棕褐色的锯齿状。相邻细胞彼此紧密嵌合。细胞浆呈黄色，细胞核圆形，居细胞中央，核区较明亮，不易被银盐沉淀着色。

2. 单层立方上皮（simple cuboidal epithelium）

［材料］狗甲状腺切片。

［制作方法］甲醛固定，石蜡包埋，切片，HE 染色。

［高倍镜观察］甲状腺实质主要由许多大小不等的圆形或卵圆形囊状滤泡构成。滤

泡壁由单层立方上皮围成，上皮细胞呈立方状，细胞核呈圆形，位于细胞中央，细胞浆弱嗜碱性。

3. 假复层纤毛柱状上皮（pseudostratified ciliated columnar epithelium）

［材料］兔气管横切片。

［制作方法］甲醛固定，石蜡包埋，横断面切片，HE 染色。

［高倍镜观察］该种上皮与深层结缔组织之间基膜非常明显，呈现粉红色均质带状薄膜。上皮较厚，细胞之间界限不清，但大致可见明显的三层细胞核，由深向浅依次为：

①基部是一层近于圆形的小核，排列在同一平面上，为锥体形细胞的细胞核。

②中间层细胞核较大，呈卵圆形，排列稀疏，是梭形细胞的细胞核。

③表面一层细胞核稍大，为椭圆形，是柱状纤毛细胞的细胞核，这种细胞游离面宽，在柱状纤毛细胞之间，可看到明显的呈空泡状的杯形细胞。

4. 变移上皮（transitional epithelium）

［材料］狗膀胱（空虚状态）切面。

［制作方法］甲醛固定，石蜡包埋，横断面切片，HE 染色。

［高倍镜观察］盖细胞是分布在变移上皮最表面的一层伞形或梨形的细胞，大小不一，宽大的一端凸向膀胱腔，一个盖细胞可覆盖几个中间层细胞，有时可见到双核的盖细胞，细胞浆嗜酸性，细胞膜下的胞浆部分着色更深，这是外胞浆浓缩的现象，称为壳层。中间层为数层多边形细胞，基底部是一层立方或低柱状细胞。

【思考题】

1. 上皮组织有哪些特点？
2. 单层上皮和复层上皮的分类依据是什么？
3. 仔细观察小肠上皮，杯形细胞游离面是否有纹状缘？为什么？
4. 如何区分假复层纤毛柱状上皮和复层扁平（鳞状）上皮？
5. 如何区分变移上皮和复层扁平（鳞状）上皮？

实验二 固有结缔组织

【实验目的】

1. 掌握疏松结缔组织中的两种纤维（胶原纤维和弹性纤维）和两种细胞（巨噬细胞和成纤维细胞）的形态特点。

2. 了解致密结缔组织的构造。

【实验内容】

（一）学生观察部分

1. 组织切片

（1）疏松结缔组织（loose connective tissue）

［材料］大白鼠肠系膜。

［制作方法］将1%台盼蓝染液注入活体大白鼠的腹腔或皮下，隔天注射1次，共3次，同时注射适量抗生素，第3次注射台盼蓝染液后，次日处死动物，取其肠系膜，用升汞无水酒精饱和液－甲醛固定，制成铺片，再用HE或者醛复红染色。

［肉眼观察］铺片上组织形状不规则，呈紫红色。选择较亮的区域置低倍镜下观察。

［低倍镜观察］纵横交织的网状结构是纤维，在纤维之间散在分布着细胞，细胞轮廓不清，蓝色细胞核明显。慢慢移动玻片，选择标本中最薄、纤维分布均匀、细胞不重叠、轮廓较清楚的部位，移至视野中心，换至高倍镜进一步观察。

［高倍镜观察］分辨两种纤维和两种细胞。

①胶原纤维（collagenous fiber）　染成粉红色，呈带状，较粗大或粗细不等，成束排列有分支，交织成网，但不易分辨。

②弹性纤维（elastic fiber）　呈细丝状，断端可见弹性回缩，多为单根走形，被醛复红染成紫黑色，亦有分支，可彼此连接。

③成纤维细胞（fibroblast）　数量多，细胞具有突起，呈不规则形，因胞浆着色很浅，故细胞轮廓不清楚。细胞核大，呈椭圆形或长椭圆形，着色浅，核仁明显，有的成纤维细胞的胞浆内含有少量细小的颗粒。

④巨噬细胞（macrophage）　又称组织细胞。细胞形状多不规则，少数呈圆形或椭圆形，着色比成纤维细胞深，细胞轮廓清楚。细胞核较成纤维细胞小，染色深，核仁难以看到。因这种细胞具有吞噬作用，故胞浆内可见许多大小不等的蓝色的台盼蓝染料颗粒，借此可与成纤维细胞相区别。

（2）致密结缔组织（dense connective tissue）

［材料］大白鼠尾部腱。

［制作方法］大白鼠的尾用甲醛固定，石蜡包埋，纵断面切片，HE染色。

［高倍镜观察］粗大的胶原纤维束彼此平行排列。由于纤维束是由胶原纤维紧密平行排列组成，有时纤维束呈锐角融合，纤维束显现纵行纹理。腱细胞嵌插在胶原纤维束之间，腱细胞核排列成单行的长带状。

2. 模型观察

疏松结缔组织　观察疏松结缔组织中成纤维细胞和巨噬细胞的形态特点，并区分胶原纤维和弹性纤维。

（二）教师示教部分

1. 浆细胞（plasma cell）

[材料] 狗胆囊横切片。

[制作方法] 甲醛固定，石蜡包埋，横断面切片，天青 B – 伊红染色。

[高倍镜观察] 浆细胞数量较多，细胞呈椭圆形。细胞核圆形，染成深蓝色；核常偏离细胞的中心，位于细胞的一侧；核内染色质呈轮辐状。细胞浆嗜碱性，呈蓝色。在细胞核附近的细胞浆中可见一较亮的浅染区。

2. 肥大细胞（mast cell）

[材料] 大白鼠肠系膜铺片。

[制作方法] 甲醛固定，铺片，甲苯胺蓝染色。

[高倍镜观察] 肥大细胞体积较大，呈圆形或椭圆形。细胞核小而圆，染色较浅。胞浆中可见许多大小均匀的紫红色异染性颗粒，颗粒有时掩盖细胞核的形态。

【思考题】

1. 比较结缔组织与上皮组织的异同点。
2. 在疏松结缔组织中如何区分胶原纤维和弹性纤维以及巨噬细胞和成纤维细胞？
3. 观察巨噬细胞为什么要用活体染色？

实验三　血　液

【实验目的】

掌握各种血细胞的形态结构。

【实验内容】

（一）学生观察部分

组织切片

血液（blood）

[材料] 人血液。

[制作方法] 详见本书第二章（显微形态常用实验仪器与基本技术）中实验二（形态学基本操作）的第三种常用操作方法：人血涂片的制作方法，瑞特（Wright's）染色。

[肉眼观察] 血涂片标本呈红色宽带状的薄膜，一端较平，另一端呈圆弧形（舌状）。

[低倍镜观察] 涂片中主要可见呈红色、无细胞核的红细胞。白细胞数量少，有紫

蓝色细胞核。选择涂片均匀且较亮的部位，转到高倍镜继续观察。

［高倍镜观察］

①红细胞（erythrocyte，red blood cell）　体积小，直径 7～8μm，呈红色，双凹圆盘状，无核，细胞中央染色较边缘浅。

②白细胞（leukocyte，white blood cell）　白细胞数量较少，呈分散状态，故在一个视野中不一定能看到所有种类的白细胞，可缓慢移动切片，由多个视野分别观察各种类型的白细胞。

中性粒细胞（neutrophilic granulocyte，neutrophil）：占白细胞总数的 50%～70%，是白细胞中数量最多的一种，在涂片中容易见到。细胞呈圆形，体积比红细胞大，直径 10～12μm，胞浆呈淡红色，并充满均匀分布的中性颗粒。胞核被染成紫蓝色，多呈分叶状，通常分为 2～5 叶，叶间有细丝相连。杆状核少见。

淋巴细胞（lymphocyte）：大小不等，数量较多。根据淋巴细胞的体积大小，可分为大、中、小三种类型。血涂片中以小淋巴细胞（直径 5～8μm）居多，其直径与红细胞相似，细胞核圆形，一侧有浅凹，核内染色质呈团块状或颗粒状，染成深紫蓝色，占细胞的大部。胞浆少，蔚蓝色，常呈圆环状包绕细胞核，含少量嗜天青颗粒，核质比例约为 9∶1。

单核细胞（monocyte）：体积最大的白细胞，直径 14～25μm，数量较少。细胞圆形，核多呈肾形或马蹄形，胞浆灰蓝色。

嗜碱性粒细胞和嗜酸性粒细胞：数量少，在血涂片中比较难找到，主要看教师示教部分。

③血小板（blood platelet）　体积最小，约为红细胞的 1/3，直径 2～4μm，常成群聚集在红细胞之间。在涂片上，血小板是一些形状不规则的小块胞浆，具有细小的突起。血小板周围部分染成浅蓝色，称透明区；中央分布有蓝紫色的小颗粒，称颗粒区。

（二）教师示教部分

1. 嗜碱性粒细胞（basophilic granulocyte，basophil）

［高倍镜观察］数量极少，血涂片中很难找到。细胞呈圆形，直径 10～12μm，细胞浆中散在着大小不等的圆形颗粒，颗粒嗜碱性，着深蓝色，细胞核呈分叶状或不规则形，常被嗜碱性颗粒掩盖而不明显。

2. 嗜酸性粒细胞（eosinophilic granulocyte，eosinophil）

［高倍镜观察］数量较少，细胞呈圆形，直径 10～15μm，细胞核通常分为两叶，形如"八"字。细胞浆中充满粗大均匀的圆形颗粒，颗粒嗜酸性，呈亮橘红色。

3. 网织红细胞（reticulocyte）

［油镜观察］用煌焦油蓝法染色的人的血液，可见部分红细胞的胞浆内有蓝色细小颗粒或细网状结构，此种红细胞称网织红细胞。胞浆内出现上述结构是由于残留的核蛋白体聚集而被着色所致。

【思考题】

1. 在血涂片标本上，如何区别红细胞与白细胞？
2. 网织红细胞有什么临床意义？胞浆内的蓝色细小颗粒是什么成分？
3. 在大屏幕上集体观察人的血涂片中的中性粒细胞与嗜酸性粒细胞、淋巴细胞与单核细胞、淋巴细胞与嗜碱性粒细胞，分别比较上述每两种细胞的形态结构，分析其差异：如细胞数量多少、体积大小；细胞浆中颗粒大小、数量、染色特性如何；细胞核有什么特点。思考病理状态的外周血液细胞数量和质量可能发生哪些变化？

实验四　骨组织与软骨组织

【实验目的】

1. 掌握透明软骨的构造，骨组织和骨密质的结构。
2. 了解长骨的软骨内成骨的过程。

【实验内容】

（一）学生观察部分

1. 组织切片

（1）透明软骨（hyaline cartilage）

[材料] 兔气管。

[制作方法] 甲醛固定，石蜡包埋，横断面切片，HE 染色。

[肉眼观察] 气管的横切面为圆环状，其中淡蓝色的 "C" 形部分即为透明软骨。

[低倍镜观察] 由软骨表面向中心顺序观察。

①软骨膜　为包在软骨周围的薄层致密结缔组织，染成粉红色。

②软骨组织　软骨基质着色深浅不一，不同部位基质的染色情况与该处硫酸软骨素的含量有关：硫酸软骨素呈嗜碱性，含量越多，嗜碱性越强，染蓝色越深；含量越少，染色越浅。但含胶原纤维较多处的基质为嗜酸性，呈粉红色。软骨细胞位于软骨陷窝内，软骨细胞的形状和排列与软骨的发育方式有关，靠近软骨膜的细胞较小，扁椭圆形，单独存在，多平行于软骨表面排列，这是软骨膜内层骨原细胞所分化来的软骨细胞。在软骨深部，可见细胞呈圆形或椭圆形，体积增大，成组排列，每组有数个细胞，称为同源细胞群，这是软骨细胞分裂的结果。软骨陷窝周围包裹软骨细胞的环形新生软骨基质，由于含硫酸软骨素较多，嗜碱性较强。

[高倍镜观察] 软骨周围的软骨细胞呈扁椭圆形。软骨内部的软骨细胞呈圆形或椭圆形，细胞中央有深染的细胞核，细胞浆弱嗜碱性，其中可见到一两个空泡，为被溶解的脂滴或糖原所在部位。生活状态时，软骨细胞充满在整个陷窝内，但在制片过程中细

胞收缩，故在标本中常见细胞与软骨囊之间有裂隙。

（2）骨的构造

[材料] 长骨。

[制作方法] 将长骨骨干部位锯成横断薄片，徒手在磨石上磨至 10～15μm，洋红染色。

[肉眼观察] 切面呈扇形，窄侧为骨髓腔面，宽侧为骨的外表面。

[低倍镜观察]

①外环骨板 位于骨的外表面，较厚，由与骨表面平行排列的数层环形骨板构成；骨板间有呈紫色的骨陷窝。

②内环骨板 沿骨髓腔排列的几层不规则的骨板，较薄，不太规则；骨板间亦可见骨陷窝。

③哈弗斯系统（Haversian system） 即骨单位（osteon），位于内、外环骨板之间，圆形或卵圆形，大小不一，由环形的哈弗斯骨板同心圆围绕哈弗斯管（中央管）构成。在制片时，由于哈弗斯管内的血管和神经已被破坏，所以是空的，或仅看到颗粒状的组织残余。每层骨板称为哈弗斯骨板，骨板之间的梭形裂隙是骨陷窝，其中骨细胞已不存在。相邻的两哈弗斯管之间有福克曼管（穿通管）相连。哈弗斯管、福克曼管和骨陷窝均被染料所填充而显而易见。

④间骨板 填充于哈弗斯系统之间，或哈弗斯系统与内、外环骨板之间的一些形状不规则的骨板，为陈旧的哈弗斯骨板或环骨板被吸收后的残余部分，其中无中央管。

[高倍镜观察] 哈弗斯系统外面呈透明均质的环形轮廓线，为黏合线（缩小光圈，看得更清楚）。骨小管不越过黏合线。

2. 模型观察

长骨骨干 观察长骨骨干的骨膜、骨松质、骨密质和骨髓等结构的形态特点。

（二）教师示教部分

骨组织的发生——软骨内成骨（endochondral ossification）

[材料] 出生后 6 天兔的趾骨切片。

[制作方法] 甲醛固定，稀硝酸或盐酸溶液脱钙 2～3 天，石蜡包埋，纵断面切片，HE 染色。

[低倍镜观察] 由骺端软骨到正在进行骨化的区域（骨化中心）观察：

①静止区 位于骺端软骨靠近关节面的部位，范围较大，为透明软骨组织，软骨细胞小而散在分布。

②繁殖区 此区可见软骨细胞正在分裂，细胞呈柱状，沿软骨纵轴排列。每行细胞 2～16 个，称为软骨细胞柱。

③钙化区 此区范围较窄，软骨细胞显著肥大而变圆，胞浆呈空泡状，细胞呈现退化现象，基质不发达，其中有钙盐沉着，退化死亡的软骨细胞及钙化的软骨基质被破骨细胞破坏，形成许多大小不等的初级骨髓腔。

④成骨区　位于趾骨的中间部分，为原始骨髓腔。骨小梁由残余的骨质突入骨髓腔中形成。在骨小梁的表面可见排列成行的嗜碱性的成骨细胞，以及散在的嗜酸性多核的破骨细胞。骨膜染成红色，分布在骨化区的两边，其内侧染色更红的已局部钙化的结构为骨领。

【思考题】

1. 透明软骨中软骨陷窝的分布特点是什么？什么是同源细胞群？
2. 在光镜下如何寻找到哈弗斯系统？它的结构如何？

实验五　肌　组　织

【实验目的】

掌握骨骼肌、心肌和平滑肌纵、横切面的形态结构。

【实验内容】

（一）学生观察部分

1. 组织切片

骨骼肌（skeletal muscle）

［材料］狗骨骼肌的纵切片。

［制作方法］硝酸酒精溶液固定，石蜡包埋，HE 染色。

［肉眼观察］切片上有两块组织，骨骼肌纵切面呈长条形，横切面呈椭圆形。

①骨骼肌纵切面

［低倍镜观察］大量长的圆柱状骨骼肌纤维平行排列，并聚集成束，每束肌纤维由少量结缔组织分隔。

［高倍镜观察］每个骨骼肌纤维呈长的圆柱状，胞浆粉红色，细胞核数量多，呈卵圆形，染成蓝色，多位于肌膜下方，肌浆的周边。

将聚光镜下降或缩小光圈，使视野内光线变暗，观察每个肌纤维上明暗相间的横纹。骨骼肌纤维上明亮的区域称为明带（又称 I 带），深红色区域称为暗带（又称 A 带）。

缓慢移动切片，选择一个清晰的视野，边观察边调节微调螺旋和光圈，仔细观察明带和暗带的微细结构。在明带中间中央有一条深染的细线称为 Z 线，暗带中央有一条较亮的带称为 H 带。

②骨骼肌横切面

［低倍镜观察］包裹在整个肌肉外面的薄层疏松结缔组织称为肌外膜。肌外膜的结缔组织伸入肌组织内，将肌纤维分隔成形状不规则、大小不等的肌束，称为肌束膜。肌

束膜再分支入内，包裹在每条肌纤维周围，称为肌内膜。肌纤维着红色，呈多边形。肌外膜、肌束膜和肌内膜中有血管、神经通过。

[高倍镜观察] 骨骼肌纤维的横断面呈多边形，可见 2～3 个细胞核，分布在肌膜下方。肌纤维内含有许多红色、点状的肌原纤维，肌原纤维之间是浅粉色的肌浆。

2. 模型观察

（1）骨骼肌　观察骨骼肌纤维的形态以及细胞核的数量和分布情况。在模型切面上观察肌原纤维形态，寻找横纹、肌节、横小管和肌浆网等结构。

（2）骨骼肌的分子结构　掌握粗细肌丝的排列规律，熟悉肌球蛋白、肌动蛋白、原肌球蛋白和肌钙蛋白的形态特点，了解肌丝滑动原理。

（二）教师示教部分

1. 心肌（cardiac muscle）

[材料] 狗心肌纵、横切片。

[制作方法] 硝酸酒精溶液固定，石蜡包埋，苏木精染色。

[高倍镜观察]

①纵切面　心肌纤维呈短的圆柱形，有的心肌纤维可见分支，中央含有 1～2 个核。心肌纤维有横纹，但没有骨骼肌明显。相邻心肌纤维互相吻合处可见到染色深的线状或阶梯状结构，称为闰盘。

②横切面　心肌纤维的横断面呈圆形或多边形，细胞核圆形，位于细胞中央，很多小的心肌纤维未见细胞核。肌纤维内可见点状的肌原纤维，肌浆染色浅。

2. 平滑肌（smooth muscle）

[材料] 猫的小肠平滑肌纵、横切片。

[制作方法] 甲醛固定，石蜡包埋，HE 染色。

[高倍镜观察]

①纵切面　平滑肌纤维呈梭形，核杆状，染成蓝色，居中。平滑肌纤维彼此嵌合排列，肌浆染色红。

②横切面　平滑肌纤维呈大小不等的圆形，有些中央可见圆的细胞核，小的肌纤维切面未见细胞核。

【思考题】

1. 简述肌节的组成和意义。

2. 什么是闰盘？它有什么作用？

3. 在肌组织横切面标本上如何鉴别骨骼肌、心肌和平滑肌？为什么有些细胞可以看到细胞核，有些细胞看不到细胞核？

4. 在大屏幕上集体观察三种肌组织纵切片，比较骨骼肌、心肌和平滑肌的形态结构，分析其差异：如细胞形状；是否有横纹，横纹的明显程度；细胞核大小、数量、位置如何。思考肌纤维收缩后，肌节在形态上可能发生哪些变化？

实验六 神经组织

【实验目的】

1. 掌握神经元的形态特点和神经纤维的构造。
2. 掌握神经元之间的联系，神经组织与肌组织之间的联系。

【实验内容】

（一）学生观察部分

1. 组织切片

（1）脊髓前角运动神经元

［材料］狗脊髓横切面。

［制作方法］甲醛固定，石蜡包埋，HE 染色。

［肉眼观察］脊髓横切面为椭圆形，中央染色较深的区域是灰质，呈蝴蝶形。灰质中较宽的突起为前角，较窄的突起为后角。灰质周围染色较浅的部分是白质。将灰质的前角对准视野中央，转到低倍镜观察。

［低倍镜观察］灰质中央的小孔是脊髓中央管，两侧与灰质相连。脊髓灰质前角，可见许多神经元（neuron）胞体及其相连的短突起（因为突起在离开细胞体不远的地方被切断）。脊髓白质染色亮，分布于周边，主要是神经纤维。选择有突起、核较清晰的神经元，转到高倍镜继续观察。

［高倍镜观察］

①运动神经元的胞体大，伸出多个突起。胞体中央有一个大而圆的细胞核，呈空泡状，且核仁明显，染色深。胞浆浅红色，内含嗜碱性团块或者颗粒，称为尼氏体（Nissl body）。

②运动神经元的突起分为树突和轴突，树突数量多，反复分支形似树枝状，含有尼氏体。轴突 1 个，细长且粗细均匀。胞体发出轴突的起始部位呈圆锥形，粉红色均质状，称为轴丘。轴突和轴丘均无尼氏体分布。

③HE 染色不能显示神经胶质细胞的全貌，但可见大量紫蓝色的神经胶质细胞核，体积小，呈圆形或者椭圆形，散在分布于运动神经元胞体周围。

（2）有髓神经纤维（myelinated nerve fiber）

［材料］狗坐骨神经纵、横切面。

［制作方法］甲醛固定，石蜡包埋，HE 染色。

［肉眼观察］切片标本上有两块组织，长条组织是坐骨神经的纵切面，圆形组织是坐骨神经横切面。

①坐骨神经纵切面

[低倍镜观察] 许多神经纤维平行排列，因排列紧密，所以每条神经纤维边界不清楚。选择排列较稀疏的神经纤维部位，转高倍镜进行观察。

[高倍镜观察] 充填在神经纤维之间的浅红色结构是结缔组织，内含大量紫蓝色细胞核。

穿行于有髓神经纤维中央的轴突，呈红色深染的线状，又称轴索。轴突两侧有呈节段性包裹的粉红色细网状结构，称为髓鞘。髓鞘呈细网状是因为在制片过程中髓鞘的类脂质被溶解的缘故。髓鞘之间的缩窄，称为郎飞结（Ranvier node），此处没有髓鞘包绕，只有轴突。相邻两个郎飞结之间的一段神经纤维，称为结间体。

紧贴髓鞘外侧，包围在神经纤维表面的一层极薄的红色膜，称为神经膜。因神经膜往往和周围的结缔组织紧紧贴在一起，在切片上不易分辨。在神经膜的内侧，呈长椭圆形，染成紫蓝色的是神经膜细胞核。

②坐骨神经的横切面

[低倍镜观察] 神经外表面包裹的致密结缔组织，称为神经外膜。神经外膜深入神经内，将神经分隔成椭圆形或不规则形的神经纤维束。神经纤维束内许多粉红色圆形的结构，即神经纤维横切面。包在神经纤维束周围的结缔组织，称为神经束膜。神经纤维之间的结缔组织，称为神经内膜，薄而不易分辨。

[高倍镜观察] 重点观察有髓神经纤维横切面的构造。有髓神经纤维呈圆形，中央浅蓝色圆形结构是轴突。轴突周围粉红色网状结构是髓鞘。髓鞘外面可见薄的粉红色的神经膜，有的切面尚有神经膜细胞的细胞核。神经纤维之间充填的少量结缔组织和毛细血管，即神经内膜。

2. 模型观察

（1）神经元　掌握神经元的形态结构，观察神经元胞体和突起，对比树突与轴突的区别。

（2）有髓神经纤维　有髓神经纤维中央是轴突，周围包绕有髓鞘。髓鞘之间的缩窄，即郎飞结。

（3）化学突触　掌握神经元与骨骼肌之间特化的细胞连接结构。观察突触前、突触间隙和突触后成分的形态特点。

（二）教师示教部分

1. 脊髓前角运动神经元中的神经原纤维

[材料] 狗脊髓横切片。

[制作方法] 甲醛固定，石蜡包埋，镀银法染色。

[高倍镜观察] 运动神经元被染成黄褐色，细胞核不易被银盐着色，呈现浅黄色或透亮的区域。神经元胞体和所有的突起内充满了棕褐色细丝状的神经原纤维，在胞体内交叉成网状，沿突起平行排列。

2. 突触（synapse）

［材料］狗脊髓胸段横切片。

［制作方法］甲醛固定，石蜡包埋，Golgi 银浸润法染色。

［高倍镜观察］运动神经元被染成棕黄色，在其胞体和突起表面可见许多棕黑色小蝌蚪或小纽扣形附着物，即突触。

3. 骨骼肌的运动终板（motor end plate）

［材料］壁虎尾部肌压片。

［制作方法］甲醛固定，石蜡包埋，氯化金染色。

［高倍镜观察］运动终板是分布在骨骼肌纤维处的运动神经末梢。压片上骨骼肌纤维染成粉红色。运动神经末梢染成棕褐色，接近骨骼肌纤维时脱去髓鞘，裸露的轴突先形成爪样分支，每一分支末端再形成葡萄状膨大，与骨骼肌纤维形成突触连接，称神经肌连接。

【思考题】

1. 何谓郎飞结？有什么意义？

2. 光镜下如何区分神经的横切面与骨骼肌的横切面？

3. 何谓突触？有什么意义？

4. 什么是神经纤维？什么是神经原纤维？

5. 在 HE 染色切片上，运动神经元的树突和轴突有哪些差别？最主要的区别是什么？

第五章　基本病理过程实验

实验一　细胞、组织的适应、损伤与修复

【实验目的】

1. 掌握变性、坏死的类型及形态变化；肉芽组织的概念、形态特征和功能。

2. 熟悉变性、坏死的相互关系；细胞、组织适应性反应常见类型及其形态特征；瘢痕组织的概念、形态特征和对机体的影响。

【实验内容】

（一）学生观察部分

1. 组织切片

（1）脾小动脉玻璃样变（hyaline change of spleen）

［低倍镜观察］脾被膜增厚，脾小梁增粗，脾窦扩张充血，脾小体中央动脉及小梁内小动脉壁增厚，红染。

［高倍镜观察］脾小体动脉管壁增厚，管腔狭窄。

（2）肝脂肪变性（fatty degeneration of liver）

［低倍镜观察］可见正常肝小叶结构，病变处肝细胞内出现空泡。

［高倍镜观察］在肝小叶周边肝细胞浆出现大小不等的圆形空泡，此空泡即为脂肪滴在制片过程中被酒精所溶解而形成。肝细胞核被脂肪滴挤压至细胞的周边部。

（3）支气管黏膜鳞状上皮化生（bronchial tube scale shape epidermis metaplasia）

［镜下观察］支气管黏膜上皮变性，坏死脱落，部分假复层纤毛柱状上皮由鳞状上皮取代；支气管壁可见血管扩张，炎细胞浸润。

（4）淋巴结干酪样坏死（caseous necrosis of lymph nodes）

［镜下观察］本切片仅在包膜下可见少量淋巴组织，大部分已发生干酪样坏死，成为一片无细胞结构、颗粒状的红色物质。

（5）病理性钙化（pathologic calcification）

［镜下观察］沉积的钙盐呈蓝色，颗粒或团块状，团块周围常有纤维结缔组织围绕。

（6）脾梗死（infarct of spleen）

①坏死细胞组织表现为细胞核固缩、碎裂、溶解消失，在红染区中散在着一些深蓝色碎屑。

②坏死后，脾组织结构尚可见粗略轮廓。

（7）肉芽组织（granulation tissue）

［低倍镜观察］肉芽组织表面有一层炎性渗出物，其下有大量新生毛细血管向表面垂直生长，其间有成纤维细胞，继续向深部观察，血管减少，成纤维细胞变为纤维细胞，并有胶原形成，排列方向与表面平行。

［高倍镜观察］新生毛细血管由单层内皮细胞构成，成纤维细胞体积较大，呈梭形，核椭圆形或梭形，在肉芽组织中可见各种炎性细胞（中性粒细胞、淋巴细胞、单核细胞）浸润。

（8）瘢痕疙瘩（keloid）

［低倍镜观察］纤维组织增生，排列紊乱，胶原纤维增多、变性、融合，失去弹性，形成均质、片状、粉染的玻璃样变性。

［高倍镜观察］由大量致密排列的胶原纤维构成，并有透明变性。

2. 大体标本

（1）萎缩（atrophy）

①脑室积水（脑萎缩，atrophy of brain）

［肉眼观察］可见脑室腔变大，脑实质因受压发生萎缩而变薄。

②肾盂积水（肾萎缩，atrophy of kidney）

［肉眼观察］可见肾盂扩大，肾实质发生压迫性萎缩而变薄。

（2）脾梗死（infarct of spleen）

［肉眼观察］脾之切面可见有一灰白色坏死区。坏死部实变无光泽、干燥，此为凝固性坏死之特点。

（3）肾梗死（infarct of kidney）

［肉眼观察］肾之表面可见一凹陷部，此为肾梗死后，坏死组织被纤维组织取代而形成瘢痕，瘢痕收缩形成凹陷。

（4）肝脂肪变性（fatty degeneration of liver）

［肉眼观察］可见肝脏肿大，包膜紧张，颜色变黄，切面有油腻感。

（5）肝液化性坏死（肝脓肿，liquefactive necrosis）

［肉眼观察］标本肝脏切面有数个圆形或椭圆形的空腔，腔中本为肝组织坏死溶解后的脓液，已流失，脓肿大小不等，为金黄色葡萄球菌感染所致。

（6）足干性坏疽（dry gangrene of foot）

［肉眼观察］为外科手术标本。皮肤为黑褐色，足趾、足背、足底均有坏死，坏死组织干燥、变硬、皱缩，与周围组织界限分明。

（7）手指干性坏疽（gangrene of finger）

［肉眼观察］标本可见手指干枯、缩小，呈黑（褐）色，坏死组织与正常组织之间境界明显。

（8）肠湿性坏疽（moist gangrene of intestines）

［肉眼观察］标本为小肠发生套叠而继发坏疽，肠管灰黑色，失去光泽，浆膜面有少量渗出物，与健康组织无明显的分界。病变肠管腔内充满凝固物，明显肿胀。

（9）心肌肥大（hypertrophy of heart）

［肉眼观察］心脏体积增大，重量增加，切面以左心增大为主，左心室壁增厚，乳头肌和肉柱增粗，但心腔无明显扩张，为向心性肥大。

（二）教师示教部分

1. 肾压迫性萎缩（atrophy of kidney）

［肉眼观察］肾脏体积缩小，重量减轻，颜色变深，质地变韧，表面呈细颗粒状。切面肾盂明显扩张变形，皮质变薄，皮、髓质分界不清，是由于肾盂积水压迫所致。

2. 坏死细胞核的变化

［镜下观察］细胞核呈碎片的为核碎裂。细胞核体积缩小、染色深的为核浓缩。细胞核仅见轮廓，核仁与核染色质消失者为核消失。

3. 肝脂肪变性（fatty degeneration of liver）

［镜下观察］肝脏小叶结构尚存，小叶中央肝细胞内有大小不等的圆形空泡；重度脂肪变性的肝细胞核被胞浆内蓄积的脂滴压向一侧，而成半月形，形似脂肪细胞。

4. 肾小管上皮细胞水肿（hydropic degeneration of kidney）

［镜下观察］可见肾小管上皮细胞肿胀，细胞之间界限不清，细胞浆呈颗粒状。肾小管腔缩小，腔内含有絮状粉红色的蛋白性物质。

5. 病理性钙化（pathologic calcification）

［镜下观察］沉积的钙盐呈蓝色，颗粒或团块状，团块周围常有纤维结缔组织围绕。

【实验报告】

显微镜下绘图：

1. 脾小动脉玻璃样变（高倍物镜）

要求标示：图名，血管壁，血管腔。

2. 肉芽组织（高倍物镜）

要求标示：图名，毛细血管，成纤维细胞。

【思考题】

1. 变性分哪几种类型？各有何主要病变？

2. 坏死分哪几种类型？显微镜下观察坏死细胞核的变化是什么？

3. 干酪样坏死的病变特点是什么（肉眼观和镜下观）？

4. 肉芽组织的特点是什么（肉眼观和镜下观）?

【病例讨论】

患者，男性，78 岁。吸烟史三十余年，20 年前发现慢性支气管炎，初期每年冬季出现咳嗽，咳少量灰白色黏液性痰，以后转变为终年持续性症状，咳嗽、咳痰症状加重。近 10 年来呼吸和心功能均有下降，出现右心功能不全，夜间不能平卧，气喘。1 个月前又因肺部感染和心力衰竭，经治疗无效死亡。

病理检查：①呼吸道：各级支气管均受累，主要变化是黏膜上皮细胞变性、坏死，纤毛倒伏、脱落，部分黏膜上皮被鳞状上皮替代；黏液腺数量增多，且细胞体积增大，分泌功能明显；管壁平滑肌细胞数量减少，纤维结缔组织增多。②心脏：右心室体积增大，切面右心室壁增厚，在肺动脉瓣下 2cm 处心室肌层厚度为 6mm，乳头肌和肉柱也有显著增粗，镜下见心肌细胞体积增大，核大、染色加深。③脑：脑回变窄，脑沟变宽且深，脑室扩张，镜下见神经元细胞体积变小，细胞数量减少。

分析题：患者病理学检查各脏器分别出现了哪些适应性变化？请说出你的依据。

实验二　局部血液循环障碍

【实验目的】

1. 掌握慢性肺淤血及肝淤血的病理变化、临床病理联系。
2. 掌握血栓的类型及形态特点；了解血栓形成过程。
3. 掌握血栓栓塞的病理变化及对机体的影响；了解体循环静脉栓子的运行途径。
4. 掌握不同类型梗死的病变特点及形成条件。
5. 熟悉脑出血的原因、病理变化及后果。

【实验内容】

（一）学生观察部分

1. 组织切片

（1）慢性肺淤血（chronic pulmonary congestion）

[低倍镜观察] 部分肺泡腔内积有粉红色液体或巨噬细胞，肺间质不同程度纤维化。

[高倍镜观察] 肺泡腔及肺间质内见大量吞噬含铁血黄素的巨噬细胞，部分肺泡腔内大量淡红色浆液聚集使肺泡腔扩大，部分肺泡壁毛细血管扩张充血，部分肺泡壁纤维组织增生。

（2）慢性肝淤血（chronic liver congestion）

[低倍镜观察] 肝小叶结构完整，中央静脉及周围肝窦大片扩张、充血，小叶周边肝窦扩张、充血不明显。

［高倍镜观察］肝小叶中央静脉及其周围肝窦高度扩张，内充满大量红细胞，该处肝细胞萎缩消失；小叶周边肝细胞体积增大，浆内充满红染细颗粒，部分肝细胞浆内有大小不一的脂滴空泡。

（3）血栓机化与再通（organization and recanalization of thrombus）

［低倍镜观察］血管腔内充满肉芽组织，并可见大小不等的腔隙。

［高倍镜观察］血管腔内可见新生毛细血管、成纤维细胞、各种炎性细胞（机化）；其间散在大小不等的不规则腔隙，较大腔隙内被覆内皮细胞，内含红细胞（再通）。

（4）肾贫血性梗死（anemia infarct of kidney）

［低倍镜观察］可见一略呈三角形的淡染梗死区域，与正常肾组织间界限清楚，梗死区肾小球、肾小管的结构轮廓尚存。

［高倍镜观察］梗死区域内可见模糊的肾小球和肾小管的组织轮廓，但细胞边界模糊，核消失，浆呈嗜酸性质块。梗死边缘与正常肾组织交界区有充血、出血及炎细胞浸润。

2. 大体标本

（1）慢性肺淤血（chronic pulmonary congestion）

［肉眼观察］肺组织稍变致密，失去正常之疏松状态；肺重量增加，被膜增厚、紧张；肺内散在许多棕褐色小斑点；肺间质内可见灰白色纤维条索。

（2）二尖瓣赘生物（mitral valve vegetations）

［肉眼观察］心脏的二尖瓣闭锁缘上见一行排列整齐、灰白色、细颗粒状突起，直径约 0.1cm。

（3）肺动脉栓塞（pulmonary embolism）

［肉眼观察］在肺脏切面上，可见肺动脉主干内有一红色血栓，与动脉内膜连接不紧密，此为血栓栓塞。

（4）脾贫血性梗死（anemia infarct of spleen）

［肉眼观察］脾脏切面可见一三角形的梗死灶，灰白色，质地较实。此病灶之尖端朝向脾门，底部位于脾表面，病灶周围有暗红色出血带。

（5）肠出血性梗死（hemorrhagic infarct of intestine）

［肉眼观察］在套叠肠段之剖面，可见肠段呈黑褐色，肠壁因淤血、水肿和出血而明显增厚，黏膜皱襞消失，与正常肠壁界限不清。

（二）教师示教部分

1. 慢性肝淤血（chronic liver congestion）

［肉眼观察］肝脏体积增大，包膜紧张，重量增加，切面可见暗红色条纹与浅黄色条纹相间，形似槟榔之切面，故又称"槟榔肝"。呈暗红色区域为肝小叶中央静脉及窦状隙之淤血，浅黄色区域为肝细胞脂肪变性。

［镜下观察］肝小叶结构完整，肝小叶中央静脉及其周围肝窦高度扩张，内充满大量红细胞，该处肝细胞萎缩消失；小叶周边肝细胞体积增大，浆内充满红染细颗粒，部分肝细胞浆内有大小不一的脂滴空泡。

2. 股静脉内血栓（Femoral venous thrombus）

［肉眼观察］静脉腔内可见一长血栓充满整个管腔，血栓干燥易碎；血栓一端为稍长的灰白色区（头），中间呈红白相间的结构（体），另一端为较长的暗红色区（尾）。

3. 混合血栓（mixed thrombus）

［镜下观察］血管腔内充满粉红色小梁与深红色区层状交替排列。红细胞与血小板梁层状交替排列，小梁边缘附有一些中性粒细胞，小梁之间为丝网状纤维蛋白，且网罗较多的红细胞。

4. 肺出血性梗死（hemorrhagic infarct of pulmonary）

［肉眼观察］肺切面可见一呈三角形的梗死灶，质较实，呈黑褐色，病灶尖端指向肺门，基底靠近肺胸膜。

［镜下观察］可见梗死区肺泡轮廓，且肺泡腔、小支气管和肺间质充满红细胞。梗死区充满红细胞，肺泡轮廓可见，但肺泡壁组织结构不清，具坏死特征。周围肺组织显著充血，充血、出血带不明显。

5. 脑出血（cerebral hemorrhage）

［肉眼观察］标本为大脑冠状切面，右侧内囊处（丘脑与豆状核、尾状核之间）出血，该处脑组织被血凝块代替呈黑色，侧脑室受压。

【实验报告】

显微镜下绘图：血栓机化与再通（高倍镜观察）。

要求标示：图名，染色，放大倍数，血管壁，血管腔。

【思考题】

1. 肺淤血多见于哪些情况？何谓心力衰竭细胞？
2. 本实验中赘生物之本质是什么？对机体有哪些影响？
3. 出血性梗死的形成机制是什么？

【病例讨论】

一大面积烧伤患者，住院期间输液时曾行大隐静脉切开插管。患者后因感染性休克而死亡，死后尸检发现髂外静脉内有血栓形成。

分析题：

1. 该患者血栓形成的原因是什么？
2. 血栓是何种类型？请描述其大体及镜下特点。

实验三 炎 症

【实验目的】

1. 掌握炎症的概念与基本病理变化（变质、渗出、增生）。

2. 掌握各种类型炎症的病变特征，并熟悉相关的疾病名称。

3. 掌握各种炎细胞的形态特征、功能与意义。

4. 了解炎症的原因与意义。

【实验内容】

学生观察部分

1. 炎细胞（inflammatory cells）　　通过急性乳腺炎切片的观察，注意其中炎细胞成分，绘出各种炎细胞的形态，注意表现各种炎细胞的形态特征及其大小比例。

2. 纤维素性炎（fibrinous inflammation）　　以渗出物中含有大量纤维素为特征的急性炎症。渗出的纤维蛋白原在凝血酶的作用下，转化为纤维蛋白，交织成网状，间隙中有中性粒细胞、坏死组织碎屑。易发生于黏膜、浆膜和肺组织。

（1）纤维素性心包炎（fibrinous pericarditis）

［肉眼观察］心脏标本，心包已剪开，心包表面粗糙，大量灰黄色渗出物附着其上，呈绒毛状，因而又称绒毛心。此为发生于浆膜的纤维素性炎。

［低倍镜观察］心外膜表面可见大量红染之带状物，形状不规则，呈粗细不均的分枝状或空网状，此即为渗出的纤维素。心外膜下血管扩张充血，并可见炎细胞浸润。

［高倍镜观察］纤维素聚集呈束状或片块状，呈浓淡不均之红色，其间杂有少量坏死组织及炎细胞，深层处见部分区域毛细血管丰富、成纤维细胞增生。

（2）气管白喉（diphtheria of trachea）

［肉眼观察］将本标本的喉、气管及支气管由背侧剪开，其黏膜不光滑，表面附有一层灰白色膜状物（即假膜），气管及支气管假膜附着不甚紧密，容易脱落。

（3）细菌性痢疾（bacillary dysentery）

［肉眼观察］本标本为一段结肠，黏膜表面见一层灰白或污灰色的糠皮样膜状物覆盖，称为假膜。部分假膜小块或成片脱落后形成大小不等、形态不一的浅表溃疡。

3. 化脓性炎（purulent inflammation）　　以中性粒细胞渗出为主，并伴有不同程度组织坏死和脓液形成为特征。脓液是一种混浊的凝乳状液体，呈灰黄色或黄绿色，脓液中的中性粒细胞除极少数仍有吞噬能力外，大多数已发生变性和坏死，称为脓细胞。

（1）急性化脓性阑尾炎（acute purulent appendicitis）

［肉眼观察］阑尾肿胀增粗，表面有灰黄色脓性渗出物覆盖。切面见阑尾壁厚薄不一。阑尾腔扩张并可见脓性分泌物。

［低倍镜观察］阑尾横断面，自外向内依次可见浆膜层、肌层、黏膜下层、黏膜层。阑尾腔扩大，内含大量脓细胞，部分黏膜上皮细胞坏死脱落。

［高倍镜观察］阑尾各层可见明显充血、水肿，伴有大量中性粒细胞浸润，尤以肌层典型。

（2）肝脓肿（liver abscess）

［肉眼观察］肝脏体积肿大，肝组织部分被破坏，代之以大小不等的多个脓肿。脓

肿中心可见黄白色脓性坏死物质，部分则因脓液流失后，留下空隙呈蜂窝状。脓肿周围有纤维组织增生形成的脓肿壁。

［低倍镜观察］肝组织切片中可见多个紫红色病灶，即脓肿。选择一个小脓肿灶用高倍镜进行观察。

［高倍镜观察］脓肿灶内原有的肝组织已坏死溶解，其中有大量脓细胞聚集。病灶周围部分肝细胞出现水变性及坏死，肝窦扩张。

（3）肺脓肿（lung abscess）

［肉眼观察］部分肺叶组织质地变实，灰白色，边界不清，称为实变。切面可见多个大小不等的脓腔，部分脓肿中脓液流失而成空腔，周围有纤维组织增生形成的脓肿壁，边界清楚。

［低倍镜观察］肺组织切片中可见多个紫红色病灶，即脓肿灶。

［高倍镜观察］脓肿区的肺组织坏死，结构消失，有大量脓细胞聚集，有的脓腔内可见蓝色细菌菌落。病灶周围有少量纤维组织包绕，形成脓肿膜。

（4）化脓性脑膜炎（purulent meningitis）

［肉眼观察］大脑半球标本，脑膜血管高度扩张充血，脑膜表面有灰黄色脓性渗出物覆盖，渗出显著处的脑表面结构（脑沟、脑回与血管）模糊不清。

4. 增生性炎（proliferative inflammation）　　以组织、细胞增生为主要特征，变性和渗出性变化较轻，经过缓慢，多为慢性。根据其形态学特点可分为非特异性和特异性增生性炎。

（1）子宫颈息肉（cervical polyp）

［肉眼观察］标本为有蒂的椭圆形肿块，表面光滑，质地细软，灰白色。

［低倍镜观察］肿块呈圆形或椭圆形，表面被覆柱状上皮，内部腺体增生，腺腔扩张。

［高倍镜观察］腺管由柱状上皮或立方上皮围成，数量增多。间质血管及纤维成分增生，伴有慢性炎细胞浸润。

（2）慢性胆囊炎（chronic cholecystitis）

［肉眼观察］标本为剖开之胆囊，胆囊壁明显增厚，黏膜皱襞粗糙。慢性胆囊炎多与结石合并存在，互为因果。

［镜下观察］胆囊壁增厚，纤维结缔组织增生，黏膜上皮多数萎缩，各层中有慢性炎细胞（淋巴细胞和浆细胞）浸润。

（3）肉芽肿（granuloma）　异物性。

［低倍镜观察］结节状病灶，边界尚清。结节内见大量巨噬细胞，并见多核巨细胞形成。

［高倍镜观察］巨噬细胞增生，体积增大，胞浆丰富，核呈圆、椭圆或肾形，有些细胞内有多个大小、形状较一致的细胞核，称为多核巨细胞，注意细胞内外有无异物及其形状。

【实验报告】

显微镜下绘图：炎性细胞（高倍镜观察）。

要求标示：图名，染色，放大倍数。

【思考题】

1. 绒毛心是如何形成的？有何临床后果？
2. 何为假膜性炎？喉及气管的病变后果有何不同？
3. 假膜的成分有哪些？
4. 按化脓性炎的分类，阑尾炎属何种类型？
5. 比较脓肿与蜂窝织炎的异同。

【病例分析】

患者，男，23 岁，右踇趾跌伤化脓数天，畏寒发热 2 天，曾用小刀自行切开引流。入院当天被同事发现有高热、神志不清，急诊入院。体格检查：体温 39.5℃，心率 130 次/分，呼吸 40 次/分，血压 80/50mmHg，急性病容，神志模糊；心率快、心律齐；双肺有较多湿性啰音；腹软，肝脾未扪及；全身皮肤多数淤斑，散在各处，右小腿下部发红肿胀，有压痛。实验室检查：红细胞 $3.5 \times 10^{12}/L$，白细胞 $25.0 \times 10^9/L$，其中中性粒细胞 0.75，单核细胞 0.02，淋巴细胞 0.23。入院后即使用大量激素、抗生素，输血 2 次，局部切开引流。入院后 12 小时血压下降、休克，病情持续恶化，于入院后第 3 日死亡。

尸体解剖发现：躯干上半部有多数皮下淤斑散在，双膝关节有大片淤斑，从右足底向上 24cm 皮肤呈弥漫性红肿，踇趾外侧有一 1.5cm 之外伤创口，表面有脓性渗出物覆盖，皮下组织出血。双肺体积增大，重量增加，普遍充血，有多数大小不等的出血区及多数灰黄色米粒大小的脓肿，肺切面普遍充血，有多数出血性梗死灶及小脓肿形成；支气管黏膜明显充血，管腔内充满粉红色泡沫状液体。全身内脏器官明显充血，心、肝、肾、脑实质细胞变性。心包脏层、消化道壁、肾上腺、脾脏有散在出血点。在肺及大静脉血管内均查见革兰阳性链球菌及葡萄球菌。

分析题：

1. 死者生前患有哪些疾病（病变）（根据病史及病理解剖资料作出诊断）？
2. 这些疾病（病变）是如何发生、发展的？

实验四　肿　瘤

【实验目的】

1. 掌握肿瘤的异型性及良性与恶性肿瘤、癌与肉瘤的主要形态学区别。

2. 掌握肿瘤的命名原则及分类。

3. 熟悉常见肿瘤的一般形态特点、生长方式和转移途径；熟悉转移性肿瘤的形态特征。

4. 了解畸胎瘤、黑色素瘤的形态特征。

【实验内容】

学生观察部分

1. 良性上皮组织肿瘤

（1）皮肤乳头状瘤

［肉眼观察］

①肿瘤突出于皮肤表面，呈外生乳头状生长，外形似桑椹，肿瘤基底部较狭窄，成蒂与正常组织相连，无浸润现象。

②切面肿物呈乳头状，灰白色，质脆、硬，粗糙，界限清楚，可继发感染、出血等。

［镜下观察］

①肿瘤实质为外面增生的鳞状上皮，乳头中心是由血管及纤维组织构成的肿瘤间质，有少量炎细胞浸润，间质与实质构成"手指手套状"的关系。

②瘤细胞形态、排列层次及方向性与正常皮肤鳞状上皮组织相似，主要表现为组织结构的异型性（呈乳头状），而细胞形态异型性甚小，故为良性肿瘤。

（2）乳腺纤维腺瘤

［肉眼观察］肿瘤略呈分叶状或球形，有完整包膜，切面灰白色，可见交叉分布之纤维条索，实性，质地均匀。

［镜下观察］

①肿瘤组织内无正常乳腺小叶结构，全部为肿瘤组织，切片边缘有纤维包膜。

②肿瘤由大量增生的纤维组织和分散的乳腺"导管"（或腺管）所组成（即肿瘤性腺体），增生的纤维组织从四周伸向腺管并压迫和推挤腺管，使其管腔变窄、变形，呈分枝裂隙状。

③增生的纤维和导管上皮细胞分化成熟，无明显异型性。

2. 恶性上皮组织肿瘤

（1）皮肤鳞状细胞癌

［肉眼观察］

①皮肤表面见一菜花状肿块，表面有溃疡形成。

②切面见肿块向表面呈外生性生长的同时向深部组织呈浸润性、破坏性生长，边界不清，无包膜，基底宽，呈灰白色。

［镜下观察］

①见大小形状不等的癌巢（肿瘤实质），边界清楚，癌巢之间为纤维结缔组织及血

管（肿瘤间质）。

②癌巢由分化较好的似鳞状细胞的癌细胞构成，癌细胞层次较分明，最外周细胞类似基底细胞，其内主要成分是"棘层细胞"，有的可见细胞间桥，癌巢中央"棘层细胞"逐渐变薄、变梭，细胞成熟并产生角化物，形成大小不等的圆形或椭圆形的角化珠，其内可见紫蓝色钙盐沉积。

（2）肠腺癌

［肉眼观察］肿块突出于肠黏膜表面，呈菜花状（或蕈伞状），表面常见坏死及溃疡形成，肿瘤基底部较宽；切面灰白色，癌组织呈蟹足状向深部肠壁组织浸润，边界不清。肿瘤部分组织坏死脱落，形成较大的不规则溃疡时，称溃疡型肠癌（或癌性溃疡），其边缘隆起，呈火山口状或堤状，癌性溃疡不规则，边缘和底部有坏死且粗糙。

［镜下观察］

①切片中小部分为正常肠黏膜腺体，大部分为癌组织。

②癌细胞排列成腺体状（每个腺体均为一个癌巢），但腺体（癌巢）染色深，大小形态不规则，排列紊乱（注意与正常黏膜腺体比较），且可见癌组织已浸润到黏膜下层和肌层。

③癌细胞与正常腺上皮细胞及肠腺瘤比较具有下列特点：癌细胞多，排列成多层，异型性明显；核的排列方向很乱（极性消失），不一定在基底部；核大，深染，核/浆比例增大；核分裂增多，可见病理性核分裂；无杯形细胞。

3. 良性间叶组织肿瘤

（1）纤维瘤

［肉眼观察］肿瘤呈球形或结节状，膨胀性生长，边界清楚，有完整包膜，切面灰白色，可见编织状的条纹，质地韧硬。

［镜下观察］

①切片中全部是肿瘤组织，无正常组织。

②瘤组织分化较成熟，近似正常纤维组织，由丰富红染的胶原纤维及增生的瘤细胞构成，纤维束纵横交错，呈编织状排列（与肉眼观察比较），其间有少许血管。

③瘤细胞核细长而深染，与正常纤维细胞相近似。切片中没有核分裂，也没有坏死。

（2）子宫平滑肌瘤

［肉眼观察］

①标本中可见正常子宫结构（如管腔、宫壁等），在子宫肌壁间、黏膜下或浆膜下可见多个大小不等的球形结节，境界清楚，质韧。

②切面灰白、灰红色，可见漩涡状或编织状条纹，常合并灶性玻璃样变性或黏液样变性，肿瘤无包膜，周围正常平滑肌组织可呈受压状改变。

［镜下观察］

①本切片全部为肿瘤组织，无正常子宫壁结构。

②瘤组织由形态比较一致的梭形平滑肌细胞杂乱无章地构成，无明显包膜。

③瘤细胞排列成束状，互相编织。核呈长杆状，同一束内的细胞核常排列成栅栏状，核分裂象罕见，胞浆红染，分界不清。

（3）脂肪瘤

［肉眼观察］肿瘤呈扁圆形或分叶状，膨胀性生长，包膜完整，黄色、质地柔软有油腻感（似正常脂肪组织）。切面见瘤组织内有纤细之纤维组织间隔。

［镜下观察］肿瘤细胞与正常脂肪细胞相似，主要区别在于脂肪瘤有包膜。

4. 恶性间叶组织肿瘤

（1）纤维肉瘤

［肉眼观察］肿瘤呈结节状或不规则，无包膜或有假包膜。切面灰白或灰红色，细腻，可有坏死、出血。

［镜下观察］

①瘤组织由胶原纤维及增生的瘤细胞构成，但瘤细胞丰富而胶原纤维相对较少，瘤细胞束状排列成"人字形"、"羽毛形"或"鱼骨状"结构，间质血管丰富。

②瘤细胞异型性较明显，核大、深染，核/浆比例增大，有核分裂象，部分切片边缘可见坏死。

（2）子宫平滑肌肉瘤

［肉眼观察］肿瘤呈结节状，切面灰红色，质细腻，鱼肉状，局部区域可有变性、出血、坏死。

［镜下观察］分化好的肉瘤与平滑肌瘤不易区别，分化差的肉瘤细胞具有明显异型性，核分裂象多见。

（3）脂肪肉瘤

［肉眼观察］肿瘤形态差异很大，多为结节状或分叶状，表面常有假包膜，似脂肪瘤。

［镜下观察］瘤细胞形态多种多样，分化好的结构与脂肪瘤相似，分化差的可见星形、梭形、小圆形或明显异型性和多形性的脂肪母细胞，胞浆内可见大小不等的脂滴空泡。

（4）骨肉瘤

［肉眼观察］

①骨骺端呈梭形膨大，骨髓腔及骨骺端有广泛的灰白色肿瘤组织，骨髓腔破坏或消失而代之以瘤组织。肿瘤侵犯破坏骨皮质，骨外膜被掀起并形成新生骨，可见肿瘤上、下两端的骨皮质和掀起的骨外膜之间形成三角形隆起（在 X 线检查中称为 Codman 三角）。新生骨内许多新生的骨小梁和小血管与骨表面垂直呈放射状。

②骨肉瘤组织中肿瘤性骨质呈现黄白色、质坚硬，如继发出血则呈灰红色，如坏死则可有囊性变。

［镜下观察］

①肿瘤由明显异型性的梭形或多边形肉瘤细胞组成。

②肉瘤细胞可直接形成肿瘤性骨样组织或骨组织是其最重要的组织学特征。

5. 转移性肿瘤

（1）乳腺癌伴腋窝淋巴结转移　乳腺癌根治手术标本内可见同侧腋窝多个肿大的淋巴结，大小不一，切面灰白色，质较硬。

（2）肺转移性恶性肿瘤　肺表面及切面可见多处散在分布的球形结节，大小较一致，边界清楚，但无包膜形成，有的结节中央发生出血、坏死。

（3）肝转移性恶性肿瘤　肝脏表面和切面见多个散在球形结节，大小较一致，分界清楚，无包膜。位于肝表面之肿瘤结节因中央出血、坏死而下陷，可形成"癌脐"。

（4）Krukenberg 瘤　胃黏液细胞癌种植转移至卵巢，肿瘤呈结节状，灰白色，半透明状，切面可见胶冻状黏液。

6. 其他肿瘤

（1）畸胎瘤　是来源于性腺或胚胎残基中潜在生殖细胞的肿瘤，往往含有两个或两个以上胚层的多种瘤组织成分。常见于卵巢和睾丸，也可见于纵隔、骶尾部、腹膜后、松果体等部位。肿瘤呈圆形或椭圆形，包膜完整，表面光滑；切面多呈单房囊状，囊内壁为颗粒状，粗糙不平，囊壁上常有一个结节状隆起，结节内常有多种瘤组织成分。囊内有皮脂、毛发，有的含小块骨、软骨及黏液、浆液等，甚至可见牙齿。畸胎瘤分良性和恶性，良性者多为囊性，各种组织基本上分化成熟，故又称成熟型囊性畸胎瘤；恶性者多为实性，含分化不成熟的胚胎样组织，又称未成熟型实性畸胎瘤。

（2）恶性黑色素瘤　肿瘤取之于皮肤，呈结节状或向表面隆起，表面常有溃烂，黑褐色，切面可见纤细之纤维条索。

【实验报告】

显微镜下绘图：乳腺癌（高倍镜观察）。

要求标示：图名，染色，放大倍数，癌巢。

【思考题】

1. 何谓癌前病变？简述癌前病变的类型并举例说明。
2. 试比较肿瘤性增生和炎性增生的区别。
3. 乳腺纤维腺瘤切片的实质是什么？间质是什么？
4. 简述良恶性肿瘤的区别。
5. 何谓原位癌？举例说明常见的原位癌。
6. 简述癌与肉瘤的区别。
7. 正常肠黏膜下层及肌层有腺体吗？
8. 推测肺转移性恶性肿瘤的 X 线片改变。
9. 血道转移瘤有哪些形态学特点？
10. 肝血道转移瘤常来自何种组织？

【病例分析】

高某，女，15 岁。1 年前开始出现左大腿间歇性隐痛，后转为持续性疼痛伴局部肿胀。半年前不慎跌倒，左下肢不能活动。

体检：左大腿关节上方纺锤形肿胀。X 线检查诊断为左股骨下段骨质溶解，病理性骨折。经牵引治疗无效，行截肢术。病理检查：左股骨下段骨皮质和骨髓腔大部分破坏，代之以灰红色、鱼肉样组织，镜检肿瘤细胞呈圆形、梭形、多边形；核大深染，核分裂象多见；细胞弥漫分布，血管丰富，可见片状或小梁状骨样组织。

患者截肢后痊愈出院并予随访。出院后 4 个月出现胸痛、咳嗽、咯血，实验室检查血清碱性磷酸酶升高，截肢局部无异常。

分析题：

1. 患者左大腿肿块属什么性质病变？请根据病理特点作出诊断。

2. 局部疼痛和病理性骨折是怎样发生的？截肢术后 4 个月，出现胸痛、咳嗽、咯血又如何解释？

第六章　循环系统实验

实验一　循环系统组织

【实验目的】

1. 掌握动脉、毛细血管和心壁的组织结构以及血管壁的一般结构特点。
2. 掌握中动脉和中静脉管壁结构的异同。

【实验内容】

（一）学生观察部分

组织切片

中动脉和中静脉

［材料］狗股动、静脉横切面。

［制作方法］甲醛固定，石蜡包埋，横断面切片，HE 染色。

［肉眼观察］可见中动脉和中静脉相伴行，中动脉管壁较厚，管腔小，呈圆形。中静脉因管腔大，管壁薄，常呈扁圆形或塌陷状态。

［低倍镜观察］

①中动脉管壁三层膜分界明显；内膜衬在管腔内面，最薄；中膜最厚，呈深红色；外膜稍薄，呈浅红色。

②中静脉三层分界不明显，中膜薄，外膜所占比例较大。血管壁的外膜与周围的结缔组织之间无明显界限。

［高倍镜观察］

①中动脉（medium – sized artery）

内膜：分为内皮、内皮下层和内弹性膜三层。内皮细胞的核呈扁椭圆形，突出于血管腔面；内皮下层是很薄的结缔组织。内膜与中膜交界处呈淡红色、波浪状的结构，即内弹性膜。

中膜：最厚，呈深红色，由 10～40 层平滑肌环绕在管壁周围，故中动脉又称肌性动脉。平滑肌纤维之间还可见大量分散的胶原纤维和弹性纤维。

外膜：厚度与中膜相似，由结缔组织组成。中膜与外膜交界处可见不连续的波浪状结构，即外弹性模。外膜中有小的营养血管，提供血管外膜和中膜的营养。

②中静脉（medium - sized vein）　内弹性膜和外弹性膜不明显，故三层膜分界不清楚。中膜很薄，由几层平滑肌纤维组成；外膜较厚，移行于周围的结缔组织。

（二）教师示教部分

心内膜下层（subendocardial layer）

[材料] 狗心室横切片。

[制作方法] 甲醛固定，石蜡包埋，横断面切片，HE 染色。

[高倍镜观察] 在心内膜下层的疏松结缔组织，可见浦肯野纤维横切面，其直径较一般心肌纤维粗大，细胞内胞浆成分较多而肌原纤维少，染色比周围组织略深。

【思考题】

1. 肉眼如何区别中动脉和中静脉？
2. 光镜下怎样区分中动脉的内膜、中膜和外膜？
3. 简述中动脉和中静脉管壁结构的异同。
4. 普通心肌纤维和浦肯野纤维有何区别？
5. 中动脉中膜的胶原纤维和弹性纤维以及基质成分是由哪种细胞合成和分泌的？

实验二　循环系统病理及其病案分析

【实验目的】

1. 掌握动脉粥样硬化的病变特点，原发性高血压的基本病变、主要脏器的病变及其后果。
2. 掌握风湿病的基本病变及其后果。
3. 了解急性、亚急性感染性心内膜炎的病变特点，了解其后果。

【实验内容】

（一）学生观察部分

1. 病理切片

（1）动脉粥样硬化（atherosclerosis）

[镜下观察] 切片中较致密的一侧为动脉内膜，疏松的一侧为外膜。粥样化病灶处内膜因纤维组织增生、玻璃样变而变厚，内膜下见坏死组织及排列紊乱的针状空隙，此为胆固醇结晶，制片时已溶去。

（2）高血压病肾脏（kidney of hypertension）

［低倍镜观察］肾入球动脉（细动脉）玻璃样变性呈伊红均质状，管壁增厚，管腔狭窄。其旁肾小球萎缩、纤维化、玻璃样变性，附近肾小管发生萎缩或消失。部分肾小球体积增大，肾小管管腔扩张。

［高倍镜观察］间质纤维组织增生及淋巴细胞浸润，小动脉内膜纤维组织增生，洋葱皮样改变，管壁增厚，管腔狭窄。

（3）风湿性心肌炎（rheumatic myocarditis）

［低倍镜观察］在心肌间质中可找到多个境界清楚的风湿小结。

［高倍镜观察］风湿小结中的主要细胞是风湿细胞。这些细胞体积较大，胞浆丰富，胞核1个或2个，核膜厚，核染色质集中在核的中央部。有些风湿小结还可见少量无定形的、红染的纤维素样坏死物质。此外，尚有少量淋巴细胞和成纤维细胞。心肌间质充血、水肿。

2. 大体标本

（1）主动脉粥样硬化（aortic atherosclerosis）

①脂纹和脂斑

［肉眼观察］主动脉内膜面可见脂质沉着，形成浅黄色条纹或斑点，无明显隆起。

②纤维斑块和粥样斑块

［肉眼观察］主动脉内膜面可见凹凸不平、大小不等、形状不整、隆起于表面的黄白色斑块，此是由于脂质沉着使纤维组织增生形成的纤维斑块。斑块内组织坏死则形成粥样斑块，表面组织坏死脱落则形成溃疡。

（2）高血压性心脏病（hypertensive heat disease）

［肉眼观察］心脏体积显著增大（正常心脏大小如本人拳头），心室壁明显增厚（正常厚0.9~1.2cm），乳头肌增粗。

（3）脑出血（cerebral hemorrhage）

［肉眼观察］大脑内囊部可见大片黑色出血区域，该部组织被破坏，此为高血压病时大脑中动脉破裂所引起。

（4）风湿性心内膜炎晚期（rheumatoid endocarditis late）

［肉眼观察］二尖瓣闭锁缘增厚，为赘生物和病变部纤维化的结果。

（5）慢性风湿性心瓣膜病（chronic rheumatic valvular heart disease）

［肉眼观察］二尖瓣明显增厚、缩短，瓣膜粘连融合，腱索明显变粗、缩短，使瓣膜关闭和开放障碍。以上病变为风湿病反复发作，使瓣膜和腱索纤维组织大量增生的结果。

（二）教师示教部分

1. 早期动脉粥样硬化（early atherosclerosis）

［镜下观察］可见内膜下的大量巨噬细胞吞噬脂质形成泡沫样细胞，胞浆内含有脂质空泡，核呈圆形或肾形。

2. 中晚期主动脉粥样硬化（middle – late aortic atheroma）

［镜下观察］增厚的内膜，呈纤维组织增生、玻璃样变（即纤维帽）；纤维帽的深部见大量粉红无定形的脂质和坏死物，其中有较多呈针状空隙的胆固醇结晶（粥样病灶）；底部及周边部可见肉芽组织、少量泡沫细胞和淋巴细胞浸润。中膜萎缩。

3. 冠状动脉粥样硬化并血栓形成（coronary atherosclerosis and thrombosis）

［镜下观察］冠状动脉内膜增厚，纤维组织增生及玻璃样变形成纤维帽；内膜深层有粥样坏死灶，灶内有胆固醇结晶及大量泡沫细胞，有钙化；血管壁增厚，在粥样斑块的基础上继发血栓形成，管腔狭小。

4. 心肌梗死（myocardial Infarction）

［镜下观察］梗死心肌细胞体积小，染色深，核消失。梗死区周围残留心肌细胞水肿、淡染。间质白细胞浸润，陈旧性梗死心肌细胞溶解吸收并有肉芽组织增生，最终由瘢痕组织取代。

5. 肾小动脉硬化（hardening of the arteries in the renal）

［镜下观察］肾组织内入球小动脉、小叶间动脉管壁变厚，管腔狭窄闭塞，管壁呈粉染无结构改变，为玻璃样变。部分肾小球纤维化玻璃样变呈同心层状改变，相应肾小管萎缩、消失，间质结缔组织增生、淋巴细胞浸润。相对正常的肾小球发生代偿性肥大，肾小管代偿性扩张。

6. 脑出血（cerebral hemorrhage）

［镜下观察］内囊区有暗褐色出血区，侧脑室也充满陈旧性血凝块，脑室周围脑组织有破坏。

7. 风湿性心肌炎（rheumatic myocarditis）

［镜下观察］在心肌间质，尤其是小血管周围，可找到梭形阿少夫结节（风湿小体）。阿少夫细胞具有特征性，该细胞大小不等，形态不规则，但胞浆丰富、略嗜碱性，核数目不定、卵圆形，横断面染色质丝从中心呈放射状延伸达核膜边缘，呈鸟眼状，纵切面集结呈毛虫状。在结节中可见胶原纤维因发生纤维素样变而呈粉染的细丝状或颗粒状，其间杂有淋巴细胞及成纤维细胞。

【实验报告】

显微镜下绘图：风湿小结（高倍镜观察）。

要求标示：图名，染色，放大倍数，风湿小体。

【思考题】

1. 试述动脉粥样硬化的基本病理变化。
2. 良性高血压病的发展过程分期和各期主要器官病变如何？
3. 高血压病脑出血的发生机制是什么？
4. 风湿病的基本病理变化是什么？
5. 风湿性心内膜炎的病变和后果是什么？

【病例讨论】

病例 1

汪某，女，60 岁，主诉：突然头痛，神志不清，左侧肢体活动不利 1 小时。1 小时前，患者于会议发言中，突然头痛，神志不清，跌倒在地，送医院途中出现二便失禁，呕吐 1 次，无抽搐发作，左侧肢体不动。患者既往有高血压病 3 年。体格检查：体温 36.5℃，心率 60 次/分，血压 200/110mmHg，呼吸 16 次/分，浅昏迷。面红赤，周身皮肤无出血点、淤斑及血肿。两眼向右凝视，左侧鼻唇沟变浅，口角下垂。颈有抵抗。心律齐，主动脉瓣区第 2 心音亢进。双肺呼吸音清。左侧上下肢弛缓性瘫痪，肌力 0 级，Babinski 征左侧阳性，脑膜刺激征阳性。辅助检查：头颅 CT 见右侧壳核部位有 4cm × 5cm 的、类圆形的、密度均匀的高密度灶。诊断为急性脑血管病，壳核出血。

分析题：

1. 患者患有何病？
2. 根据患者现有症状分析患者疾病的发展及转归。

病例 2

男性，50 岁，教师，因双下肢麻木、疼痛伴发热 2 天入院。患者有风湿病史三十余年，因心慌气喘 3 年，诊断为"风心、二尖瓣双病变"，于 4 年前行二尖瓣置换术。入院检查：心脏扩大，心尖区舒张期杂音Ⅲ级。死亡前夜，气急加重，出冷汗，咳出粉红色泡沫状痰，心电图示房颤。之后神志不清，血压下降，出现室颤，经抢救无效而死亡。

分析题：

1. 患者有风湿病史三十余年、心慌气喘 3 年，推测此时患者心及肺脏已发生哪些变化？
2. 入院前 2 天出现双下肢麻木、疼痛，说明可能出现什么病变？怎样发生的？
3. 临终前，患者有气急、咳出粉红色泡沫状痰与上述病变有何关系？

病例 3

患者男，65 岁，以"心前区压榨性疼痛伴大汗半小时"为主诉，于某日 6 时 30 分入院。半小时前患者在用力排便时突然出现心前区压榨性疼痛，舌下含服硝酸甘油后无缓解，伴大汗、烦躁不安。入院后心电监护提示：$V_1 \sim V_6$ 导联 ST 段呈弓背向上型抬高。立即给予吸氧、硝酸甘油静点、抗心率失常等治疗，病情缓解不明显，出现呼吸困难、咳嗽等症状，给予速尿、硝普钠等利尿剂和扩血管药物治疗，未见好转，抢救无效于当晚 22 时 10 分死亡。既往史：一个月前曾感胸部不适，活动后心悸、气短，到医院检查后诊断为"冠心病，心绞痛"，予扩冠治疗后症状缓解。

尸检摘要：男性尸体，身长 165cm，肥胖体型，口唇、指（趾）甲紫绀。心脏重 350g，左心室壁厚 1.2cm，肉眼颜色不均匀，右心室壁厚 0.3cm。左心室及室间隔多处取材，光镜下见大片心肌细胞核溶解消失。左冠状动脉主干动脉粥样硬化，使管腔狭窄 75% 以上。

分析题：

1. 请说出该病例的主要病理诊断。

2. 指出患者的死亡原因。

3. 如果患者存活，机体将如何修复损伤部位？为什么？

第七章 免疫系统实验

【实验目的】

掌握淋巴结的形态结构及功能。

【实验内容】

（一）学生观察部分

1. 组织切片

淋巴结（limph node）

[材料] 兔肠系膜淋巴结纵切面。

[制作方法] 甲醛固定，石蜡包埋，HE染色。

[肉眼观察] 切片上淋巴结呈蚕豆形，一侧切到有一凹陷的区域为淋巴结门部。周围染色较深的区域为皮质；内部结构疏松、染色较浅的区域为髓质。

[低倍镜观察] 在淋巴结表面可见一层结缔组织的被膜，被膜以内由浅入深分别为淋巴结的皮质和髓质，皮质染色较深，髓质染色较浅。

[高倍镜观察]

①被膜　由薄层致密结缔组织构成，染成浅红色。被膜伸入淋巴结内形成小梁，小梁与网状纤维共同构成淋巴结的支架。被膜内有许多输入淋巴管的切面，管壁由一层扁平的内皮细胞围成。如果切到淋巴结门部，可见有血管、神经和输出淋巴管等结构进出。

②皮质　位于实质的周边，呈深紫色，分为浅层皮质、副皮质区和皮质淋巴窦三个部分。

浅层皮质：是紧贴被膜下方的区域，可见许多淋巴细胞聚集形成椭圆形的淋巴小结（lymphoid nodule）。淋巴小结周边的细胞排列密集，染色深，形成小结帽；小结中央的细胞排列疏松，染色较浅，称为生发中心，包括明区和暗区，主要含有B淋巴细胞和巨噬细胞等。在淋巴小结之间的区域称为小结间区，由淋巴小结以及小结间区构成了浅层皮质。

副皮质区（深层皮质单位）：位于浅层皮质的内侧。副皮质区为弥散淋巴组织，主要由胸腺迁移来的 T 淋巴细胞构成，故该区又称胸腺依赖区。

皮质淋巴窦：在被膜下方以及小梁周围，可见到疏松的腔隙，分别称为被膜下窦和小梁周窦，二者合称为皮质淋巴窦。镜下可见窦壁由一层扁平的内皮细胞围成，内皮细胞外还可见一层扁平的网状细胞和少量网状纤维及基质，窦腔内可见一些星状内皮细胞（细胞呈星形，胞核呈圆形，染色浅，胞浆质染色成淡红色）及许多淋巴细胞和巨噬细胞。

③髓质 位于淋巴结的中央区域，较疏松，包括髓索和髓窦（髓质淋巴窦）。髓索呈条索状，染色深，互相连接成网，与髓窦相间排列。髓窦与皮窦结构相同，但窦腔更大，在高倍镜下，可见窦腔内的游走巨噬细胞。它们形状不规则，细胞核着色深，常呈偏位，胞浆嗜酸性。

2. 模型观察

淋巴结 区分被膜、皮质部和髓质部三个部分。然后进一步区分皮质部的淋巴小结、小结间区、皮质淋巴窦等结构；髓质部的髓索和髓窦，以及淋巴结门部的结构。

（二）教师示教部分

1. 淋巴结门部（hilum of lymph node）

［材料］兔肠系膜淋巴结纵切片。

［制作方法］甲醛固定，石蜡包埋，HE 染色。

［低倍镜观察］淋巴结门部由疏松结缔组织构成，内含血管、输出淋巴管、神经等。其中输出淋巴管管腔大而不规则，管壁薄，管腔内有一层内皮细胞，外围由结缔组织和少量平滑肌构成；管腔内可见瓣膜。

2. 淋巴结髓质（medulla of lymph node） 同前述。

3. 毛细血管后微静脉（post capillary venules）

［材料］兔肠系膜淋巴结纵切片。

［制作方法］甲醛固定，石蜡包埋，HE 染色。

［高倍镜观察］毛细血管后微静脉分布在淋巴结皮质的副皮质区，管壁由一层立方状内皮细胞构成，核圆形，居中。

【思考题】

1. 简述淋巴结的结构和功能。

2. 何谓淋巴小结？有什么功能？

3. 淋巴结皮窦和髓窦的结构有何异同？

4. 怎样区分淋巴结的髓索与小梁？

5. 在大屏幕上集体观察兔肠系膜淋巴结纵切面，讨论淋巴液输入、输出淋巴结所经过的路径。

第八章　消化系统实验

实验一　消化系统组织

【实验目的】

1. 掌握胃壁和小肠壁的显微结构特点，并加以区分。
2. 掌握肝脏、胰腺外分泌部的显微结构。
3. 熟悉胰岛的主要细胞组成及功能。

【实验内容】

（一）学生观察部分

1. 组织切片

（1）胃（stomach）

［材料］狗胃底部。

［制作方法］甲醛固定，石蜡包埋，横断面切片，HE 染色。

［肉眼观察］可区分出三层结构：黏膜层染成紫红色，居于表层，呈凹凸不平状；黏膜下层染成浅红色，居于中层；肌层染成深红色，紧挨着中层。外膜很薄，附在肌层外，肉眼不易分辨。

［低倍镜观察］先区分胃壁四层组织结构（由内向外依次为黏膜层、黏膜下层、肌层、浆膜层），再逐层进行观察。

［高倍镜观察］重点观察黏膜层的组织结构。

①黏膜上皮　单层柱状上皮，无杯形细胞。

②胃小凹　是胃黏膜表面漏斗状的凹陷，胃底腺由此开口。

③固有膜　由结缔组织组成，此层内充满胃底腺。

④胃底腺　是开口于胃小凹的管状腺，在 HE 染色的切片上可见胃底腺的两种主要细胞。

主细胞（chief cell）：数量最多，分布于胃腺的体部与底部。细胞呈柱状或锥形。

核呈圆形，被染成紫蓝色，位于细胞基部。基部胞浆呈嗜碱性反应，染成蓝色。

壁细胞（parietal cell）：数量较少，多分布于腺体的上段。胞体圆形或多边形，分散于主细胞之间。核呈圆形，比主细胞大，居细胞中央，染成紫色。细胞浆嗜酸性，可见深红色的细小颗粒，它与染成淡紫色的主细胞形成鲜明对比。

⑤黏膜肌层　靠近胃底腺下方，由薄层内环形、外纵形的平滑肌纤维组成。

（2）小肠（small intestine）

［材料］猫小肠。

［制作方法］甲醛固定，石蜡包埋，横断面切片，HE 染色。

［肉眼观察］可区分出三层结构：黏膜层、黏膜下层和肌层。其中，黏膜层染成蓝色，居于肠腔内，表面有许多细小突起，即小肠绒毛。

［低倍镜观察］移动切片，从肠腔面向外依次区分肠壁的四层结构。

［高倍镜观察］重点观察黏膜层的组织结构。

①小肠绒毛　为黏膜层的上皮和固有层的一部分向肠腔形成的突起。绒毛表面覆以单层柱状上皮（含有杯形细胞）。柱状细胞的游离面有一薄层红色的纹状缘。绒毛的中轴为固有层的结缔组织，其中央有纵行排列的中空管道，即中央乳糜管（辅以示教）。

②小肠腺　位于固有膜中，是由黏膜上皮下陷形成的单管腺。在 HE 染色的标本上，只能见到柱状细胞和杯形细胞。改变染色方法，可见到潘氏细胞和内分泌细胞（辅以示教）。

（3）肝脏（liver）

［材料］猫或猪肝脏。

［制作方法］甲醛固定，石蜡包埋，切片，HE 染色。

［肉眼观察］肝脏切片呈紫红色。

［低倍镜观察］区分被膜、肝小叶、门管区等结构。置肝小叶于低倍视野中央，换高倍镜观察。

［高倍镜观察］重点观察肝小叶和门管区。

①中央静脉　位于肝小叶中央，管壁不完整，为肝血窦的汇集处。

②肝细胞板　由肝细胞彼此连接成的细胞板，以中央静脉为中心向四周呈放射状排列。肝细胞较大，多边形，核圆形，单核或双核。

③肝血窦　为肝细胞索之间的腔隙，开口于中央静脉，腔内含有血细胞。肝血窦管壁上可见扁平的内皮细胞，紧贴肝细胞索，内皮细胞核小，扁圆形，染色深，突向血窦腔。窦腔内有一些细胞，体积较大且形状不规则，着色较浅，为枯否细胞（Kupffer cell）。

④门管区（portal area）　为肝小叶之间的结缔组织构成，内含三种管腔：

小叶间胆管：由单层立方上皮组成，有的管径较粗则变为单层柱状上皮。

小叶间动脉：管腔小，管壁较厚，管腔圆而较规则。

小叶间静脉：管腔大而不规则，管壁较薄。

2. 模型观察

（1）胃（stomach）　区分胃壁的四层组织结构，重点观察黏膜层的胃小凹、胃底腺。

（2）小肠（small intestine）　区分小肠壁的四层结构，重点观察黏膜层的小肠绒毛、小肠腺、淋巴小结。

（3）肝脏（liver）　理解肝小叶和门管区的位置关系，重点观察肝小叶、肝索、肝板、肝血窦、胆小管、枯否细胞、小叶下静脉、小叶间胆管、小叶间静脉、小叶间动脉。

（二）教师示教部分

1. 中央乳糜管（central lacteal）

［材料］猫小肠横切片。

［制作方法］甲醛固定，石蜡包埋，横断面切片，HE 染色。

［高倍镜观察］管壁为一层内皮细胞，管腔较大，内可有淡红色物质。

2. 潘氏细胞（Paneth cell）

［材料］大白鼠小肠横切片。

［制作方法］甲醛固定，石蜡包埋，横断面切片，潘氏细胞染色法。

［高倍镜观察］细胞呈锥体形，三五成群地分布在肠腺底部，胞浆内含有粗大、鲜红色颗粒，核位于基部，染色深。

3. 嗜银细胞（argyrophil cell）

［材料］大白鼠小肠横切片。

［制作方法］甲醛固定，石蜡包埋，横断面切片，镀银法。

［高倍镜观察］数量不多，大都单独地分散在黏膜上皮细胞和肠腺上皮细胞之间，形态与柱状细胞相同，胞浆内含有许多棕褐色嗜银颗粒。

4. 胰腺（pancreas）

［材料］豚鼠或狗胰腺切面。

［制作方法］甲醛固定，石蜡包埋，横断面切片，HE 染色。

［高倍镜观察］在示教片中主要观察腺泡和胰岛。

①腺泡　由单层锥体形细胞组成。核呈圆形，位于细胞基底部。腺腔内可见数个椭圆或扁平而染色淡的细胞核，是由闰管细胞伸入腺泡腔形成的泡心细胞的细胞核。

②胰岛（pancreas islet）　是分布在腺泡之间的细胞团。组成胰岛的细胞数量不等，细胞之间含有丰富的毛细血管，经特殊染色后可区分胰岛内甲、乙、丁三种细胞。

【思考题】

1. 比较胃和小肠的切片，有哪些异同？

2. 小肠肠壁由哪四层结构组成？

3. 怎样辨认肝小叶？肝索与肝板的区别是什么？

4. 消化管的各层结构中，变化较大的是哪一层？为什么？

5. 在大屏幕上集体观察猫肝和猪肝的组织切片，比较两者的结构，分析差异的原因之所在，思考正常人肝与哪个更接近？当人肝与猪肝的结构近似时，提示有什么病变？

实验二　消化系统病理及其病案分析

【实验目的】

1. 掌握消化性溃疡、病毒性肝炎、肝硬化的病理变化。
2. 熟悉胃癌、肠癌的病理变化。

【实验内容】

（一）学生观察部分

1. 病理切片

（1）消化性溃疡（peptic ulcer）

［低倍镜观察］切片中央有一斜置漏斗形缺损即为溃疡，两侧为正常胃组织。溃疡底部从上至下由四层结构组成：渗出层、坏死层、肉芽组织层、瘢痕层。

［高倍镜观察］渗出层有纤维素和白细胞等渗出物；坏死层为红色颗粒状无细胞结构；肉芽组织层由新生的毛细血管和成纤维细胞构成；瘢痕层为大量致密的纤维结缔组织，可发生玻璃样变性。

（2）门脉性肝硬化（portal cirrhosis）

［低倍镜观察］正常肝小叶结构被破坏，由广泛增生的纤维组织将肝小叶分割包绕成大小不等、圆形或椭圆形的肝细胞团，形成许多假小叶。假小叶大小不一，呈圆形、椭圆形；无中央静脉，或有一到多个，位置常偏边；部分假小叶内可见门管区结构。肝细胞索排列紊乱，肝细胞呈小灶性坏死。门管区纤维组织和小胆管增生，有炎细胞浸润。

［高倍镜观察］假小叶可由结节状增生的肝细胞团组成：有的肝细胞体积大，胞浆丰富，略呈嗜碱性，核大深染，可有双核。

（3）亚急性重型肝炎（subacute severe hepatitis）

［低倍镜观察］新旧不等的大片状肝细胞坏死、消失，肝小叶结构丧失。再生的肝细胞呈大小不一的结节状。有结缔组织和小胆管增生。肝小叶内外见明显的炎细胞浸润。

［高倍镜观察］小叶内外见明显的淋巴细胞、单核细胞浸润。小叶周边部小胆管增生，并有胆汁淤积，形成胆栓。

2. 大体标本

（1）消化性溃疡（peptic ulcer）

［肉眼观察］在胃小弯近幽门部或十二指肠球部黏膜面可见溃疡，溃疡呈圆形或椭

圆形，大小不一，直径多在 2.0cm 左右，边缘整齐，底部平坦，深达肌层。周围黏膜皱襞向溃疡部集中，呈星芒状。溃疡多为单个。若胃和十二指肠同时有溃疡则称为复合性溃疡。

（2）门脉性肝硬化（portal cirrhosis）

［肉眼观察］肝脏体积变小，表面和切面见弥漫性分布的圆形或类圆形结节，直径多在 0.1～0.5cm，一般 <1.0cm，大小较一致。结节呈黄褐色（脂肪变）或黄绿色（胆汁淤积）。肝脏重量减轻，质地变硬。

（3）亚急性重型肝炎（subacute severe hepatitis）

［肉眼观察］肝脏体积缩小，表面皱缩不平，质地软硬不一，呈黄绿色（亚急性黄色肝萎缩）。病程长者可形成大小不等的结节，质地略硬，切面黄绿色（胆汁淤积），可见坏死区及小岛屿状再生结节。

（二）教师示教部分

1. 急性（普通型）肝炎（acute hepatitis）

［镜下观察］有些肝细胞肿大呈球形，胞浆疏松、透明即为气球样变；有的可见单个或数个肝细胞皱缩，胞浆浓染，嗜酸性增强，核固缩，称为嗜酸性变；有些部位肝细胞出现点状坏死，在坏死区域有中性粒细胞浸润，门管区有淋巴细胞浸润。

2. 急性重型肝炎（acute severe hepatitis）

［镜下观察］肝细胞出现广泛的大片坏死，肝索解离，仅小叶周围残留少许变性的肝细胞；肝窦扩张、充血、出血，Kupffer 细胞增生肥大，吞噬细胞碎屑和色素；小叶内及门管区有淋巴细胞、巨噬细胞浸润；残留的肝细胞再生不明显。

3. 脾肿大（enlarged spleen）

［肉眼观察］门脉高压症引起的脾肿大：脾脏体积明显增大，质地硬，包膜增厚，切面暗红色；因脾淤血和纤维组织增生所致；常伴有脾功能亢进。

4. 胃癌（gastric cancer）

［镜下观察］

①息肉型或蕈伞型　癌组织向黏膜表面呈息肉状或蕈状突入胃腔内。癌组织呈灰白色，质脆。

②溃疡型　胃黏膜面有一大溃疡（直径常 >2.0cm）；溃疡外形不规则或呈皿状、火山口状；边缘隆起，底部凹凸不平，有出血及坏死。

③浸润型　癌组织向胃壁内局限或弥漫浸润性生长，与周围正常组织无明显分界，胃壁增厚、变硬；当弥漫浸润时，胃腔变小，黏膜皱襞大部分消失，胃壁增厚、变硬，胃的形状似皮革制成的囊袋，称革囊胃。

胃组织的一侧见较整齐染色稍蓝的正常胃黏膜层：黏膜腺体均为单直管腺，向表面垂直，彼此互相平行排列；腺腔大小、形状基本一致；腺上皮细胞基本呈单层排列，细胞大小、形状、染色较一致。胃癌组织观察：癌组织由大小不等、形状不规则、染色较深的腺腔（癌巢）组成，相邻腺体有共壁、背靠背现象；癌组织大部分浸润至黏膜下层及肌层；癌细胞层次增多，排列紊乱，极性消失；癌细胞分化尚好，但其大小、形态及染色深浅不一，可见核分裂；此切片为胃管状腺癌（即高分化腺癌）。

【实验报告】

显微镜下绘图：门脉性肝硬化（低倍镜观察）。

要求标示：图名，染色，放大倍数，假小叶，中央静脉，门管区。

【思考题】

1. 试述溃疡病的病理变化、结局及并发症。
2. 病毒性肝炎的基本病变有哪些？
3. 病毒性肝炎有哪些临床病理类型？各型的病变特点是什么？
4. 门脉性肝硬化的病理变化是什么？
5. 门脉高压症的发病机制是什么？有哪些临床表现？

【病例讨论】

患者，张某，男，33岁，周期性节律性上腹部疼痛6年，以突然剧烈疼痛伴呕吐1小时入院。6年前开始每年天气转冷时即发生上腹部隐痛，天气转暖后缓解，疼痛多发生在上午11时左右、下午4~5时，进食后缓解，常有夜间疼痛，有时有反酸、胃烧灼热感。入院当日中餐后突然上腹部剧烈疼痛，伴恶心呕吐，吐出胃内容物，急诊入院。入院体检：体温37.2℃，心率100次/分，呼吸22次/分，血压124/80mmHg。急性病容，板状腹，上腹部压痛明显，有反跳痛。腹部X线透视膈下有游离气体，经外科急诊手术治愈出院。

分析题：

1. 作出疾病诊断并说明根据。
2. 若在病变处做一组织切片，镜下可见哪些病理变化？

第九章　呼吸系统实验

实验一　呼吸系统组织

【实验目的】

观察并区分肺的显微结构，重点掌握肺内细支气管、终末细支气管以及肺呼吸部的结构。

【实验内容】

（一）学生观察部分

1. 组织切片

肺（lung）

[材料] 狗肺。

[制作方法] 甲醛固定，石蜡包埋，切片，HE 染色。

[肉眼观察] 肺组织呈紫红色的细网状，肺泡为较小的不规则空腔，肺泡间夹有大小不等的管腔，为肺内小支气管或血管的切面。

[低倍镜观察] 首先找到浆膜，再区分肺的导气部和呼吸部，最后重点观察肺的导气部。

[高倍镜观察] 不断切换低倍镜和高倍镜，仔细辨认下述结构：

①小支气管　管腔较大，管壁厚。假复层纤毛柱状上皮，其中夹有大量杯形细胞，上皮的基膜比较明显，固有膜中平滑肌分散存在，黏膜下层和固有膜没有明显的分界，外膜中有分散的蓝色软骨片。

②细支气管　管腔变小，管壁变薄。黏膜有皱襞，似花瓣。假复层纤毛柱状上皮，其中夹有少量杯形细胞。固有膜环形平滑肌相对增加，软骨小块和腺体渐少甚至消失。

③终末细支气管　管腔更小，管壁收缩呈星状。单层柱状纤毛上皮，无杯形细胞，固有膜薄，无腺体，平滑肌纤维形成完整一圈，管壁上无软骨片。

④呼吸性细支气管　管壁不完整，只在一侧衬有单层低柱状或立方上皮，外有薄层

结缔组织和少量平滑肌纤维环绕。

⑤肺泡管 无完整管壁,在切片中仅见肺泡间隔处增厚,呈结节状膨大,单层扁平上皮,上皮外薄层结缔组织内含少量平滑肌纤维。

⑥肺泡囊 为多个肺泡的共同开口处,已无管壁结构。

⑦肺泡 为许多大小不等、开口不规则的空泡状结构。上皮是由单层扁平细胞(Ⅰ型肺泡上皮细胞)和散在的立方细胞(Ⅱ型肺泡上皮细胞)组成。HE 染色标本上细胞的分界不清楚。肺泡之间的结缔组织为肺泡隔(辅以示教)。

2. 模型观察

肺小叶(pulmonary lobule) 区分肺的导气部和呼吸部,了解肺小叶的概念和构成,通过观察熟练掌握各级结构的空间位置关系。

(二) 教师示教部分

肺泡隔(interalveolar septum)

[材料] 兔肺切片。

[制作方法] 甲醛固定,石蜡包埋,横断面切片,HE 染色。

[高倍镜观察] 位于相邻肺泡间,含丰富的弹性纤维、网状纤维和密集的毛细血管网,内有体积较大的巨噬细胞,形状不规则,核圆,胞浆内有黑色细微颗粒。巨噬细胞有时也游离在肺泡腔中。

【思考题】

1. 怎样区分肺的导气部和呼吸部?

2. 呼吸性细支气管的管壁为什么不完整?

3. 如何鉴别构成肺泡的两种细胞?

4. 呼吸性细支气管远端气道过度充气膨胀导致肺气肿,在集中观察肺的组织切片的基础上,探讨发生肺气肿的形态学原因。

5. 肺泡隔体积较大的巨噬细胞又名什么细胞?

实验二 呼吸系统病理及其病案分析

【实验目的】

1. 掌握大叶性肺炎及小叶性肺炎、间质性肺炎的病变及临床病理联系。

2. 了解慢性支气管炎、肺气肿、肺癌的病理特点。

【实验内容】

（一）学生观察部分

1. 组织切片

（1）大叶性肺炎－红肝期（lobar pneumonia－stage of red hepatization）

［低倍镜观察］肺泡壁毛细血管扩张充血，肺泡腔内充满炎性渗出物。

［高倍镜观察］渗出物为大量红细胞和纤维素，纤维素细丝状交织成网，有少量中性粒细胞和巨噬细胞。

（2）大叶性肺炎－灰肝期（lobar pneumonia－stage of gray hepatization）

［低倍镜观察］肺泡壁毛细血管缺血变细，肺泡腔内充满炎性渗出物。

［高倍镜观察］渗出物为大量纤维素和中性粒细胞，还有一些单核细胞。

（3）小叶性肺炎（lobular pneumonia）

［低倍镜观察］切片中可见到正常肺组织，病变呈小灶状分布，以支气管为中心，或病灶内可见支气管，病灶间的肺泡腔代偿性扩张；病变中心细支气管腔内有炎性渗出物，管壁充血，炎细胞浸润，其周围的肺泡腔内有炎性水肿和渗出物。

［高倍镜观察］病变细支气管壁的纤毛柱状上皮脱落，管腔有大量炎性渗出物，有的肺泡以红细胞为主，有的以粉染的浆液为主，有的以中性粒细胞为主，有的以纤维素为主，有的是混合性的。部分病灶已超过细支气管所属小叶范围。病灶之间肺泡腔扩张，有多少不等的浆液和中性粒细胞渗出，肺泡壁毛细血管明显扩张充血。

（4）慢性支气管炎（chronic bronchitis）

［低倍镜观察］肺组织固有结构尚存，病变部位主要在细支气管壁，部分支气管扩张，支气管腔内可见脓性渗出物和黏液分泌物；黏液腺肥大、增生；部分管壁平滑肌短裂、萎缩，软骨变性、萎缩。

［高倍镜观察］部分支气管黏膜上皮细胞纤毛粘连、倒伏甚至脱失，上皮细胞变性、坏死、脱落及杯形细胞增生，可伴有鳞状上皮化生；固有层内浆液腺上皮发生黏液腺化生；黏膜和黏膜下层管壁充血、水肿，伴大量淋巴细胞、浆细胞和中性粒细胞浸润，管壁周围肺组织也有淋巴细胞、浆细胞浸润，呈炎症蔓延状；支气管周围肺组织有肺气肿变化。

（5）慢性阻塞性肺气肿（chronic obstructive emphysema）

［低倍镜观察］部分肺泡管、肺泡囊、肺泡腔明显扩张呈囊状，细小支气管壁增厚。

［高倍镜观察］肺泡间隔变薄、断裂，肺泡相互融合形成囊状结构，肺泡壁毛细血管数量减，细小支气管慢性炎细胞浸润。

2. 大体标本

（1）大叶性肺炎－灰肝期（lobar pneumonia－stage of gray hepatization）

［肉眼观察］病变肺叶仍肿大，颜色呈灰白色，表面可见少量纤维素性渗出物，切面可见肺叶内有大片实变区，粗糙、灰白色。

（2）小叶性肺炎（lobular pneumonia）

［肉眼观察］两肺表面和切面上散在分布着灰黄色实变病灶，多发性，尤以下叶和背侧多见。病灶大小不等，直径多在 0.5～1cm（相当于肺小叶范围），形状不规则，灰白或灰黄色，病灶互相融合甚或累及全叶，形成融合性支气管肺炎，明显实变，病灶中心可见扩张的细小支气管断面，病灶之间肺泡扩张。

（3）慢性阻塞性肺气肿（chronic obstructive emphysema）

［肉眼观察］肺叶呈弥漫性膨大，边缘变钝，色灰白，质地松软，缺少弹性，指压后遗留压迹。切面呈蜂窝状，肺膜下可见大小不等的囊腔（肺大泡），大者直径超过1mm。

（4）中央型肺癌（central type carcinoma of lung）

［肉眼观察］肺门部可见一个灰白色肿块，向外周肺组织呈扇形浸润，质地松脆，无包膜，切面灰白色，粗糙，与肺组织的界限不清。支气管壁被瘤组织侵蚀破坏，部分区域肿瘤组织向腔内突出，使管腔狭窄或者阻塞。肺门淋巴结肿大。

（5）周围型肺癌（Peripheral lung cancer）

［肉眼观察］在靠近胸膜的肺叶周边部可见一个圆球形肿块，灰白色，边界清楚，无包膜，中心可见坏死出血。

（二）教师示教部分

1. 正常肺组织（normal lung tissue）

［镜下观察］正常肺组织由Ⅰ型上皮细胞及Ⅱ型上皮细胞组成肺泡，肺泡间隔中可见毛细血管。

2. 大叶性肺炎－红肝期（lobar pneumonia－stage of red hepatization）

［镜下观察］低倍镜下，见肺泡壁毛细血管扩张充血，肺泡腔内充满炎性渗出物。高倍镜下，见渗出物为大量红细胞和纤维素，纤维素细丝状交织成网，有少量中性粒细胞和巨噬细胞。

3. 大叶性肺炎－灰肝期（lobar pneumonia－stage of gray hepatization）

［镜下观察］低倍镜下，见肺泡壁毛细血管缺血变细，肺泡腔内充满炎性渗出物。高倍镜下，见渗出物为大量纤维素和中性粒细胞，还有一些单核细胞。

4. 大叶性肺炎肉质变（pulmonary carnification）

［镜下观察］肺泡轮廓尚存，局部可见纤维网被肉芽组织及机化的肉芽组织取代，肺泡壁增厚纤维化，肺泡腔内充满褐色肉样物。

5. 小叶性肺炎（lobular pneumonia）

［镜下观察］低倍镜下，切片中可见到正常肺组织，病变呈小灶状分布，以支气管为中心，或病灶内可见支气管，病灶间的肺泡腔代偿性扩张；病变中心细支气管腔内有炎性渗出物，管壁充血，炎细胞浸润，其周围的肺泡腔内有炎性水肿和渗出物。高倍镜下，病变细支气管壁的纤毛柱状上皮脱落，管腔有大量炎性渗出物，有的肺泡以红细胞为主，有的以粉染的浆液为主，有的以中性粒细胞为主，有的以纤维素为主，有的是混

合性的。部分病灶已超过细支气管所属小叶范围。病灶之间肺泡腔扩张，有多少不等的浆液和中性粒细胞渗出，肺泡壁毛细血管明显扩张充血。

6. 间质性肺炎（interstitial pneumonia）

［镜下观察］病变区域肺泡间隔明显增宽、水肿，血管扩张、充血，常有大量淋巴细胞、单核细胞浸润，也可有少量浆细胞浸润。肺泡腔内无渗出物或仅有少量混有单核细胞的浆液性渗出液。小支气管和细支气管壁及周围组织也常有炎细胞浸润。

7. 慢性支气管炎（chronic bronchitis）

［镜下观察］低倍镜下，肺组织固有结构尚存，病变部位主要在细支气管壁，部分支气管扩张，支气管腔内可见脓性渗出物和黏性分泌物；黏液腺肥大、增生；部分管壁平滑肌断裂、萎缩，软骨变性、萎缩。高倍镜下，部分支气管黏膜上皮细胞纤毛粘连、倒伏甚至脱失，上皮细胞变性、坏死、脱落及杯形细胞增生，可伴有鳞状上皮化生；固有层内浆液腺上皮发生黏液腺化生；黏膜和黏膜下层管壁充血、水肿，伴大量淋巴细胞、浆细胞和中性粒细胞浸润，管壁周围肺组织也有淋巴细胞、浆细胞浸润，呈炎症蔓延状；支气管周围肺组织有肺气肿变化。

8. 慢性阻塞性肺气肿（chronic obstructive emphysema）

［镜下观察］低倍镜下，部分肺泡管、肺泡囊、肺泡腔明显扩张呈囊状，细小支气管壁增厚。高倍镜下，肺泡间隔变薄、断裂，肺泡相互融合形成囊状结构，肺泡壁毛细血管数量减少，细小支气管慢性炎细胞浸润。

9. 肺鳞状细胞癌（squamous cell carcinoma of the lung）

［镜下观察］癌细胞呈巢状或条索状排列，与间质分界清，癌细胞异型性明显，体积较大，呈多角形，胞浆呈嗜酸性，核分裂象多见，可见病理性核分裂象。高分化者，癌巢中可见角化珠和细胞间桥。

10. 细支气管肺泡癌（bronchioloalveolar carcinoma）

［镜下观察］细支气管肺泡癌是肺腺癌的一个主要亚型。癌组织中肺泡间隔大多保存完整，肺泡、肺泡管及细支气管扩张，内壁衬以单层或多层柱状癌细胞，形成腺样结构，并常见乳头形成。癌细胞沿基膜排列，大小不一，细胞异型性明显。

11. 肺大细胞癌（large cell carcinoma of lung）

［镜下观察］癌细胞多呈散在排列，无巢团形成，癌细胞体积大，胞浆丰富，呈嗜酸性，核异型性明显，有巨核、多核，核大，核膜清楚，染色质稀疏呈空泡状，有核分裂象。

12. 肺小细胞癌（small cell carcinoma of lung）

［镜下观察］肿瘤细胞体积较小，一部分如小淋巴细胞大小，核圆形，染色较深，胞浆较少，形似裸核；一部分呈短梭形，核深染，一端较细，另一端较粗，呈葵花子状或燕麦状，故又称燕麦细胞癌。癌细胞常密集成群，有时围绕小血管排列成假菊形团样结构。

【实验报告】

显微镜下绘图：大叶性肺炎的红肝期或灰肝期任选一期（高倍镜观察）。

要求标示：图名，染色，放大倍数，肺泡壁，肺泡腔。

【思考题】

1. 大叶性肺炎病变发展的分期和各期的病理变化怎样？
2. 大叶性肺炎出现咯铁锈色痰、胸痛、紫绀的机制是什么？
3. 小叶性肺炎的病变特点是什么？
4. 间质性肺炎的病变特点是什么？
5. 慢性支气管炎的病理变化是什么？

【病例讨论】

患者，男，25 岁。因寒战、高热、咳嗽、咳铁锈色痰、呼吸困难急诊入院。听诊：左肺下叶有大量湿性啰音。血常规：白细胞 17×10^9/L。诊断为大叶性肺炎。后经治疗后好转出院，3 个月后体检，X 线检查左肺下叶有约 3cm×2cm 大小的不规则阴影，周围边界不清，怀疑为"支气管肺癌"。病理检查，肺部肿块肉眼为红褐色，镜下为肉芽组织。

分析题：

1. 根据临床表现，大叶性肺炎属于哪一期？如果在此期病变处做一组织切片，镜下可见哪些病理变化？

2. 怀疑左肺下叶"支气管肺癌"，在病理检查后确诊为什么病变？是如何形成的？

第十章　泌尿系统实验

实验一　泌尿系统组织

【实验目的】

掌握肾的组织结构。

【实验内容】

（一）学生观察部分

1. 组织切片

肾（kidney）

［材料］兔肾。

［制作方法］甲醛固定，石蜡包埋，纵断面切片，HE 染色。

［肉眼观察］标本呈扇形，表层扇面一侧染色略深为皮质，尖端部分染色略浅的为髓质。

［低倍镜观察］

①被膜位于肾的表面，是由致密结缔组织构成的纤维膜。

②被膜深面为肾实质，包括皮质和髓质。

皮质：位于被膜下方，染成深红色的部分，包括皮质迷路和髓放线两部分。皮质迷路内可见散在分布的、球形的肾小体和密集的肾小管横切面，此处肾小管呈圆形或不规则形状。髓放线位于皮质迷路之间，是髓质呈辐射状伸入皮质形成的条纹状结构，由近端小管直部、远端小管直部和集合小管组成，小管多为纵切面或是斜切面。每条髓放线及其周围相邻的皮质迷路组成一个肾小叶。

髓质：移动标本向深面观察染色浅的部分，可见髓质仅由管道组成而无肾小体，包括近端小管直部、远端小管直部、细段和集合小管等管道，管道间可见血管断面。

［高倍镜观察］

①皮质

肾小体（renal corpuscle）：肾小体呈球形，又称肾小球，由血管球和肾小囊组成。血管球由一团毛细血管组成。肾小囊包在血管球的外面，是由肾小管起始端膨大凹陷形成的双层囊状结构。囊壁分脏、壁两层，外层称壁层，由单层扁平上皮组成；内层称脏层，由足细胞紧贴血管球毛细血管的外周，与内皮不易区别。脏、壁两层细胞之间的腔隙，为肾小囊腔。在肾小体的血管极，有些切片可以观察到稍粗的入球小动脉和稍细的出球小动脉（往往容易找到其中一个）。

近端小管（proximal tubule）曲部（近曲小管）：数量多，在切片上多是横切面或斜切面，管腔小而不规则。管壁较厚，由锥体形的立方上皮组成，细胞体积较大，胞浆呈强嗜酸性，染成深红色，核为圆形或椭圆形，靠近细胞基底部。管壁细胞界限不清，细胞游离面有一层染成红色的毛刷状结构，即刷状缘，由于在制片时易脱落，所以切片上往往不清楚。

远端小管（distal tubule）曲部（远曲小管）：横切面上管腔大且形状规则。管壁由体积较小的立方上皮组成，细胞浆呈弱酸性，着色较浅，核呈圆形，位于细胞中央。细胞界限清楚，游离面无刷状缘。

在髓放线内可见近端小管和远端小管直部的纵切面，其结构分别与上述小管相似。在髓放线内还可见到细段和集合小管这两种直行管的切面。

②髓质　与皮质无明显分界，主要由许多纵行的管道（集合小管和细段、近端小管和远端小管的直部）组成。

细段：管腔细小，管壁薄，由单层扁平上皮构成，细胞核突入管腔，使管腔呈波浪形。注意区别细段和毛细血管（毛细血管腔内常有血细胞，内皮细胞更为扁平）。

集合小管：较远端小管曲部管腔更大，形状更规则。管壁由立方上皮组成，细胞界限明显，胞浆清晰，染色较浅，核呈圆形，染色深，位于细胞中央。

2. 模型观察

（1）肾纵切面　区分肾脏皮质部和髓质部，重点观察皮质迷路、髓放线、肾锥体、肾柱，并与显微结构相结合。

（2）肾小体（renal corpuscle）　又称肾小球，由血管球和肾小囊构成。观察肾小囊壁层和脏层，以及两层间的肾小囊腔，脏层细胞特殊为足细胞。识别血管极的入球微动脉和出球微动脉，在入球微动脉处可见球旁细胞，远曲小管近血管极处可见致密斑。观察毛细血管形成的血管球。

（3）足细胞与毛细血管关系立体模式图　区分足细胞和毛细血管，识别足细胞胞体及其各级突起，并观察足细胞突起与其所盘绕的毛细血管之间的关系。

（二）教师示教部分

1. 球旁细胞（juxtaglomerular cell）

［材料］兔肾纵切片。

［制作方法］甲醛固定，石蜡包埋，横断面切片，HE 染色。

［高倍镜观察］入球微动脉中膜的平滑肌纤维转变为上皮样的细胞，称为球旁细胞。细胞呈椭圆形，胞浆中含有紫蓝色的细小颗粒。

2. 致密斑（macula densa）

［材料］兔肾纵切片。

［制作方法］甲醛固定，石蜡包埋，横断面切片，HE 染色。

［高倍镜观察］远端小管曲部在靠近肾小体血管极一侧的细胞增高且排列致密，呈斑块状隆起，称为致密斑。

3. 球外系膜细胞（extraglomerular mesangial cell）

［材料］兔肾纵切片。

［制作方法］甲醛固定，石蜡包埋，横断面切片，HE 染色。

［高倍镜观察］又称极垫细胞，是肾小体血管极三角区内的一群细胞，一般仅能见其细胞核。

【思考题】

1. 光镜下如何区分位于肾小体血管极的入球微动脉和出球微动脉？
2. 何谓致密斑？有什么功能？
3. 简述肾近曲小管和远曲小管管壁结构的异同。
4. 什么是刷状缘？电镜下由什么结构组成？有什么作用？

实验二　泌尿系统病理及其病案分析

【实验目的】

1. 掌握急性弥漫性增生性肾小球肾炎、慢性肾小球肾炎的病变特点及其临床病理联系。
2. 掌握急、慢性肾盂肾炎的病变特点及其临床病理联系。
3. 熟悉其他各型肾小球肾炎的病变特点及其临床病理联系。

【实验内容】

（一）学生观察部分

1. 组织切片

（1）急性弥漫性增生性肾小球肾炎

［低倍镜］肾小球体积增大，细胞数目增多，肾球囊变窄；肾小管排列紧密；肾间质没有明显增宽。

［高倍镜］肾小球病变广泛，体积增大，细胞数目增多（主要为系膜细胞和内皮细胞的增生，但这两种细胞在光镜下不易区别）；肾小球毛细血管袢之间可见中性粒细胞

和单核细胞浸润，毛细血管腔狭小甚至闭塞，肾球囊变窄。肾小管上皮细胞可有水变性、脂肪变性或玻璃样变，管腔内可见蛋白管型、细胞管型等。肾间质轻度充血水肿并有少量中性粒细胞、单核细胞浸润。

（2）慢性硬化性肾小球肾炎

[低倍镜] 病变呈弥漫性，皮质区肾小球数量明显变少且大小不一，髓质区肾小管数量变少、变形，间质可见慢性炎细胞浸润，部分病例可见明显纤维组织增生。

[高倍镜] 部分肾小球不同程度纤维化或玻璃样变，入球小动脉玻璃样变，相应的肾小管发生萎缩甚至消失；另一部分肾小球呈代偿性肥大，相应肾小管不同程度扩张，其中可见较多红染、均质的蛋白管型。肾间质大量炎细胞浸润，主要为淋巴细胞、巨噬细胞等慢性炎细胞，部分病例中可见大量红染、条索状的纤维组织增生；间质中小血管壁发生不同程度的增生，表现为管壁增厚、玻璃样变或纤维化、管腔狭窄。

（3）慢性肾盂肾炎

[低倍镜] 病变呈弥漫性，肾间质呈慢性化脓性炎症，间质明显纤维化，肾小管坏死、萎缩。

[高倍镜] 肾盂黏膜增厚，细胞层次增多，黏膜下水肿及慢性炎细胞浸润；肾间质呈慢性化脓性炎症，间质明显纤维化，有较多浆细胞、淋巴细胞浸润，有时有淋巴滤泡形成；中性粒细胞浸润，有时可有小脓肿形成；肾小管坏死、萎缩，少数肾小管扩张、管腔内可见均质红染的蛋白管型。晚期病变波及肾小球，表现为球囊周围纤维化，最终包绕肾小球使其纤维化或玻璃样变。

2. 大体标本

（1）急性弥漫性增生性肾小球肾炎

[肉眼观察] 表面：肾脏体积轻中度增大，包膜紧张，表面光滑，灰白或淡红色（新鲜时呈红色）。切面：皮质增厚肿胀，皮髓分界清楚，表面或切面有时可见粟米大出血点。

（2）慢性肾小球肾炎

[肉眼观察] 表面：双肾体积对称性缩小，重量减轻，质地变硬，颜色变深，表面有弥漫性细颗粒状突起。切面：肾皮质明显变薄，纹理模糊不清，皮髓分界不清；小动脉管壁增厚、变硬；肾盂周围脂肪组织增多。

（3）慢性肾盂肾炎

[肉眼观察] 表面：双肾体积不对称性缩小，质地变硬，表面凹凸不平，有粗大而不规则的凹陷性瘢痕；切面：肾盂肾盏高度变形，皮髓分界不清，肾乳头萎缩，肾盂黏膜增厚、粗糙；肾盂周围脂肪组织增多。

（4）肾母细胞瘤

[肉眼观察] 表面：肿块为单个实性肿物，体积较大，边界清楚，有假包膜形成，质软。切面：呈鱼肉状，灰白或灰红色，有灶状出血及坏死。

（二）教师示教部分

1. 新月体性肾小球肾炎

[镜下观察] 病变弥漫分布，半数以上的肾小球囊一侧有月牙形、环绕囊壁的新月

体形成。新月体的主要构成细胞是增生的壁层上皮细胞和渗出的单核细胞。肾球囊腔变窄或闭塞，可压迫毛细血管丛使其塌陷或萎缩，有时可见玻璃样变性或纤维化的肾小球。

2. 膜性肾小球肾炎

[镜下观察] 病变弥漫分布，主要表现为肾小球毛细血管基底膜均匀一致增厚，不伴有细胞增生或炎性渗出变化。电镜下显示为上皮下电子致密物沉积导致基底膜增厚。

3. 系膜增生性肾小球肾炎

[镜下观察] 弥漫性的肾小球系膜区增宽，由系膜细胞和系膜基质增生引起；系膜内可见少量单核细胞和中性粒细胞浸润。

4. IgA 肾病

[镜下观察] 系膜细胞增生和系膜基质增多引起的系膜区增宽。电镜下显示系膜区有 IgA 沉积。

5. 局灶性节段性肾小球硬化

[镜下观察] 病变呈局灶性分布，病变肾小球部分毛细血管袢内系膜基质增多，基膜塌陷，严重者管腔闭塞。

6. 膜增生性肾小球肾炎

[镜下观察] 肾小球体积增大，系膜细胞和内皮细胞数量增多，可有白细胞浸润；肾小球基底膜明显增厚。

【实验报告】

显微镜下绘图：慢性硬化性肾小球肾炎（高倍镜观察）。
要求标示：图名，染色，放大倍数，硬化的肾小球，浸润的炎细胞。

【思考题】

1. 如何用急性弥漫增生性肾小球肾炎的病变解释其临床表现？
2. 为什么慢性肾小球肾炎患者的病变肾脏表面有弥漫性细颗粒状突起？推测该患者会有哪些临床表现？
3. 慢性肾盂肾炎与慢性肾小球肾炎在病变方面有何异同？
4. 肾小球肾炎不同的病理类型所表现的临床类型分别是什么？

【病例讨论】

患者，女，34 岁，反复恶心、头晕、食欲差并日益加重 5 个月而住院。入院时查体：营养差，贫血貌（面色和睑结膜苍白），心率较快（86 次/分），血压 210/120mmHg；血红蛋白 70g/L，红细胞 3.2×10^9/L，白细胞 6.8×10^9/L；尿素氮（BUN）20mmol/L（正常值：$2.5 \sim 6.4$mmol/L），尿比重低并固定于 1.010。B 超检查：双侧肾脏明显缩小，表面不光滑。患者于 8 年前因颜面水肿、蛋白尿住院，当时下肢重度水肿，血压 120/80mmHg，尿蛋白；尿液镜检：红细胞 0 ~ 1 个/HP，血清胆固醇 10mmol/

L（正常值：2.83~6mmol/L），血清白蛋白 20g/L（正常值；35~55g/L），血清补体含量低于正常。经治疗后，患者症状缓解出院。

本次住院后，虽经治疗但病情无好转，血 BUN 逐渐升高，并出现全身水肿、胸水和腹水，胸腹水均为漏出液，闻及心包摩擦音，血压持续升高，尿量显著减少，患者于住院后 3 个月时因抢救无效死亡。

分析题：

1. 本例患者 8 年前首次住院时和后来再次住院时可能各患何种肾脏疾病？它们之间是否有可能存在因果联系？

2. 本例患者 8 年前患病时和后来死亡时的肾脏病变（肉眼和光镜）如何？8 年前肾脏病变的免疫荧光和电镜观察所见如何？

3. 分析本例患者的死因。

第十一章　生殖系统实验

实验一　生殖系统组织

【实验目的】

1. 掌握睾丸和卵巢的组织结构。

2. 熟悉睾丸间质细胞光镜下的结构及功能；黄体的结构，子宫内膜的组织结构及其周期性变化。

3. 了解附睾、输精管和前列腺的结构；输卵管、阴道以及乳腺的结构。

【实验内容】

（一）学生观察部分

1. 组织切片

（1）睾丸和附睾（testis and epididymis）

［材料］豚鼠睾丸和附睾。

［制作方法］甲醛固定，石蜡包埋，纵断面切片，HE 染色。

［肉眼观察］该组织切片可同时切到睾丸和附睾，可见标本上明显分为两部分。睾丸略呈椭圆形，占较大部分，它的一侧呈长条形的是附睾。

［低倍镜观察］

①睾丸表面为致密结缔组织构成的白膜。白膜以内为睾丸实质，可见实质内有大量不同断面的生精小管，呈椭圆形，管壁厚，由多层大小不等的细胞组成。生精小管之间的薄层疏松结缔组织中血管丰富，含有成群的圆形或椭圆形的睾丸间质细胞。

②附睾表面有结缔组织构成的被膜。内有两种管道，附睾的头由输出小管组成，管壁较薄，管腔起伏不平；附睾的体和尾由附睾管组成，管壁较厚，管腔平整。

［高倍镜观察］

①睾丸生精小管（seminiferous tubule）　管壁由生精上皮组成，可分为生精细胞和支持细胞两种，细胞之间排列紧密。在生精小管的外围有一薄层染成粉红色的界膜。由

界膜从外向内观察，可见到不同发育过程的生精细胞有序排列。

精原细胞（spermatogonium）：紧贴界膜。细胞体积小，呈圆形或立方形。核圆形，染色质染色较深。

初级精母细胞（primary spermatocyte）：位于精原细胞内侧。有1~3层，细胞体积大，呈圆形；核圆，较大，常呈分裂状态，故可看到粗大的着深蓝色的染色体。

次级精母细胞（secondary spermatocyte）：位于初级精母细胞内侧。细胞较小而圆，但体积略小。由于存在时间短，故不易找到。

精子细胞（spermatid）：位于次级精母细胞内侧。可有数层排列，细胞较小，核呈圆形或椭圆形，较小，染色较深。

精子（spermatozoon）：常成群靠近管腔面。形似蝌蚪，长约60μm，分头部和尾部。

支持细胞：散在分布于生精细胞之间。细胞轮廓不清，核大，呈椭圆形或三角形，长轴与管壁垂直，核内染色质少，着色浅，可见一明显的核仁。

②睾丸间质细胞　常单个或三五成群分布于生精小管之间的结缔组织内。细胞体积大，呈圆形或多边形，核呈圆形，常偏位，着色淡，胞浆嗜酸性。

③附睾输出小管　上皮由高柱状纤毛细胞和低柱状细胞相间排列而成，故管腔不规则。基膜外有少量环形的平滑肌。

④附睾管　上皮为假复层柱状上皮，表面有细长微绒毛，管腔规则，基膜外有平滑肌。腔内有许多精子。

（2）前列腺（spaslate gland）

［材料］狗或人的前列腺。

［制作方法］甲醛固定，石蜡包埋，纵断面切片，HE染色。

［肉眼观察］组织切片标本一侧表面染色深红的为被膜，其内有许多大小、形状不一的前列腺腺泡腔；其余染红色的是支架组织。

［低倍镜观察］

①被膜和支架组织　表面有被膜，由致密结缔组织和平滑肌组成，被膜组织伸入腺实质，构成支架组织，约占实质的1/3。

②腺泡　腺腔较大，腔面极不规则，是由于腺上皮形成皱襞、前列腺被膜内平滑肌收缩所致。腔内有分泌物浓缩成的前列腺凝固体，呈圆形或椭圆形，染成红色，若钙化则形成结石。

［高倍镜观察］同一腺泡的腺上皮形态多样，可见单层柱状、假复层柱状上皮或单层立方上皮。

（3）卵巢（ovary）

［材料］兔卵巢。

［制作方法］甲醛固定，石蜡包埋，纵断面切片，HE染色。

［肉眼观察］组织切片标本呈长椭圆形，染成红色。周围部分着色稍深的为皮质，内有大小不等的圆形卵泡；中央着色较浅的为髓质。

［低倍镜观察］

①被膜 卵巢表面的单层扁平或单层立方上皮，称为表面上皮。深面的薄层致密结缔组织，称为白膜。

②皮质 位于实质周围，由各级不同发育时期的卵泡和结缔组织构成，占卵巢的大部分。

③髓质 和皮质没有明显界限，在实质中央为疏松结缔组织，内含大量血管和神经。

［高倍镜观察］依次从外向内重点观察各期发育的卵泡：

①原始卵泡（primordial follicle） 位于皮质浅层。数量较多，体积小。由中央一个较大的初级卵母细胞（primary oocyte）和周围一层扁平的卵泡细胞组成。卵母细胞体积大，核大而圆，呈空泡状，核仁明显，染色深。

②初级卵泡（primary follicle） 中央为体积稍大的初级卵母细胞，周围为单层立方形的卵泡细胞或多层的卵泡细胞。卵母细胞与卵泡细胞之间有一层嗜酸性的均质膜，称为透明带（zona pellucida）。紧贴透明带的一层呈放射状排列的卵泡细胞，称为放射冠（corona radiata）。卵泡周围增生的结缔组织，逐渐形成卵泡膜。

③次级卵泡（secondary follicle） 位于皮质深层，卵泡体积增大，由中央的卵母细胞和周围的卵泡细胞组成。在卵泡细胞之间出现大小不等的腔隙，称为卵泡腔，腔内充满卵泡液。卵母细胞与其周围的卵泡细胞被挤向一侧，呈小岛状突入卵泡腔内，称为卵丘。卵母细胞体积增大，周围贴有透明带和放射冠。许多小的卵泡细胞紧密排列在卵泡的周围构成卵泡壁，称为颗粒层。卵泡膜分内、外两层，内膜层结构比较疏松，富有毛细血管和结缔组织细胞；外膜层结构较紧密，结缔组织胶原纤维含量较多。

④成熟卵泡（mature follicle） 卵泡体积最大，直径可达到2cm左右，突出于卵巢表面。切片中多见接近成熟的卵泡。

⑤闭锁卵泡 卵泡发育至各个阶段，均可能退化成闭锁卵泡，多呈松散或塌陷的瓦解状态，其结构不完全相同。

⑥间质腺 是由晚期次级卵泡退化时而来，卵泡膜细胞增大，呈多边形，胞浆为空泡状，着色浅。结缔组织和血管能够将这些细胞分隔，形成细胞团或细胞索，称间质腺。

（4）子宫增生期（uterus proliferative phase）

［材料］狗或人子宫。

［制作方法］甲醛固定，石蜡包埋，纵断面切片，HE染色。

［肉眼观察］标本一侧中央有一小凹陷，凹陷周围染色较蓝的部分为子宫黏膜。

［低倍镜观察］找到子宫内膜，内膜外为纵横交错的平滑肌，外膜为浆膜。

［高倍镜观察］重点观察子宫内膜，内膜上皮为单层柱状上皮，分泌细胞多，纤毛细胞少。固有层内有少量的子宫腺断面，腺腔较小，腔内无分泌物，腺上皮为单层柱状，并可见少量螺旋动脉断面。肌层较厚，肌纤维纵横交错，肌纤维间有许多较大的血管。

（5）子宫分泌期（uterus secretory phase）

［材料］狗或人子宫。

［制作方法］甲醛固定，石蜡包埋，纵断面切片，HE 染色。

［肉眼观察］标本长轴为整个子宫壁的厚度，其较宽的一侧染色较蓝，为子宫内膜。

［低倍镜观察］找到子宫内膜，内膜外为纵横交错的平滑肌，外膜为浆膜。

［高倍镜观察］重点观察子宫内膜，可见子宫内膜增厚，内膜中的子宫腺数量增多，腺腔增大，腔内有被染成粉红色的分泌物。

（6）静止期乳腺（resting mammary gland）

［材料］人乳腺。

［制作方法］甲醛固定，石蜡包埋，纵断面切片，HE 染色。

［肉眼观察］组织切片标本为乳腺中的一小部分，着色浅的为脂肪组织，着色深的小团是乳腺小叶。

［低倍镜观察］大部分为结缔组织，可有脂肪组织或细胞。乳腺小叶由腺泡、导管及疏松结缔组织组成，分布分散。小叶间是致密结缔组织，内有小叶间导管。

［高倍镜观察］小叶内腺泡稀少，腺腔狭窄或不明显，与小叶内导管难以分辨。

2. 模型观察

（1）睾丸和附睾（testis and epididymis）

①睾丸表面为白膜，内为实质，实质内有呈圆形、椭圆形或长圆形的曲细精管。重点观察组成管壁的不同时期的生精细胞及睾丸间质细胞。

②附睾表面有被膜，内有输出小管和附睾管两种管道。重点观察管道上皮的组成结构。

（2）卵巢（ovary） 外周为皮质，在皮质中有大、小不等的卵泡，中央为髓质。重点观察、区分不同发育时期的卵泡。

（3）子宫（uterus） 由内向外区分子宫壁的内膜、肌层、外膜三层。重点观察内膜的上皮和固有层。

（二）教师示教部分

1. 睾丸 详见前述。主要观察睾丸生精小管管壁上各级生精细胞的形态、位置等。

2. 卵巢中各期发育的卵泡 详见前述。主要观察卵巢中各期卵泡的形态特征。

3. 黄体（corpus luteum）

［材料］排卵后兔卵巢纵切片。

［制作方法］甲醛固定，石蜡包埋，纵断面切片，HE 染色。

［高倍镜观察］体积大，由不规则的细胞索或细胞团构成，表面包裹结缔组织膜。粒黄体细胞体积大，着色浅，多位于中央。膜黄体细胞体积小，着色深，多位于周边。黄体中含有丰富的血管。

【思考题】

1. 简述精子发生的主要过程。

2. 试述支持细胞的结构和功能。

3. 简述卵泡的发育过程。

4. 试述黄体的形成、功能和转归。

5. 在大屏幕上集体观察人的子宫增生期和子宫分泌期的切片，比较二者的结构，分析差异：如上皮各是何种类型；固有层子宫腺数量、结构如何；小动脉有什么特点。思考如果按月经周期 28 天计算，在月经周期的第 25 天，子宫内膜与卵巢的组织结构可能发生哪些变化？

实验二　生殖系统病理

【实验目的】

1. 掌握子宫颈癌、乳腺癌的常见组织学类型及形态特点。

2. 熟悉慢性子宫颈炎的形态特点及类型。

3. 了解卵巢常见肿瘤、滋养层细胞肿瘤、睾丸生殖细胞源性肿瘤及阴茎癌、前列腺增生症、前列腺癌的形态特征。

【实验内容】

（一）大体标本

1. 慢性子宫颈炎（chronic cervicitis）

[肉眼观察]宫颈炎区呈糜烂状，急性炎症时鲜红色，颗粒状，触之易出血。增生型者可形成宫颈息肉；肥大型者质硬，表面光滑，乳白色。

2. 子宫颈癌（carcinoma of cervix）

[肉眼观察]

①外生型　肿块结节状、乳头状或菜花状，突起于宫颈表面，灰白色，质脆。

②内生型　癌组织向宫颈管浸润，宫颈体积增大，部分增厚；宫颈外口和子宫体未见肿瘤浸润。

3. 子宫平滑肌瘤（leiomyoma of the uterus）

[肉眼观察]

①在子宫肌层、黏膜下或浆膜下，可见圆形或卵圆形结节。

②肿瘤质硬，边界清楚。

③切面隆起，灰白或淡粉红色，肌纤维束纵横交错，排列紊乱。

4. 乳腺纤维腺瘤　见肿瘤。

5. 乳腺癌（carcinoma of breast）

[肉眼观察]

①硬癌　表面皮肤呈橘皮样，乳头凹陷与皮肤粘连并浸润周围组织。

②髓样癌 肿块较大，呈球形，分界清楚，质软，常伴出血、坏死或液化。

6. 阴茎癌（carcinoma of penis）

［肉眼观察］

①乳头型 早期疣状，后为蕈状，质硬，可穿破包皮，常发生溃疡和感染，有大量分泌物。

②浸润型 早期为红色平滑斑块，以后中部溃烂、边缘隆起，广泛浸润深部组织。

7. 前列腺癌（carcinoma of prostate）

［肉眼观察］癌肿黄白色，质硬，境界不明显。

8. 畸胎瘤 见肿瘤。

（二）切片观察

1. 子宫颈原位癌（carcinoma in situ）

［低倍镜观察］子宫颈上皮全层不典型增生与癌变；基底膜完整，间质无浸润。

［高倍镜观察］增生上皮异型性明显，核浆比例失常，核大小不等，核分裂增多。细胞排列紊乱，极性消失。

诊断要点：①子宫颈上皮全层癌变；②基底膜完整。

2. 子宫颈鳞状细胞癌（squamous cell carcinoma of cervix）

［低倍镜观察］癌组织突破基底膜向深部浸润生长，呈巢状，部分癌巢中心形成红染角化物质（角化珠）。

［高倍镜］癌细胞异型性明显，核浆比例失调，核分裂隙易见；癌细胞间有时可见细胞间桥；间质见大量炎细胞浸润。

诊断要点：①癌细胞多边形，核大；②癌细胞聚集成巢，可见细胞间桥和角化珠。

3. 乳腺纤维腺瘤（fibroadenoma of breast）

［低倍镜观察］瘤组织由增生的腺管和纤维结缔组织构成。

［高倍镜观察］增生的腺体上皮细胞呈立方形或柱状，外周为肌上皮细胞，使腺体细胞呈两层，细胞异型性小；增生的纤维组织可发生黏液样变、胶原化和玻璃样变。

诊断要点：肿瘤由大量增生的腺管及纤维结缔组织构成。

4. 乳腺髓样癌

［低倍镜］癌组织由弥漫分布的癌细胞组成，其间有少数纤维结缔组织。

［高倍镜］癌细胞呈多角形或梭形，大小不一，深染，可见核分裂象。

诊断要点：①癌组织实质多、间质少，癌细胞多呈大片状癌巢，间质纤维组织稀少；②癌细胞体积大，核大而圆；③可见病理性核分裂象。

【实验报告】

显微镜下绘图：乳腺癌（高倍物镜）。

要求标示：图名，癌细胞，实质，间质。

【思考题】

1. 子宫颈癌有哪些病理类型？如何蔓延和转移？会引起哪些后果？
2. 试从病理学角度比较葡萄胎、侵袭性葡萄胎及绒毛膜癌的异同点。
3. 乳腺癌有哪些大体改变？常见的组织学类型有哪些？如何扩散和转移？

第十二章　内分泌系统实验

实验一　内分泌系统组织

【实验目的】

1. 掌握肾上腺的组织结构。
2. 掌握脑垂体的显微结构。

【实验内容】

（一）学生观察部分

组织切片

（1）肾上腺（adrenal gland）

［材料］狗肾上腺。

［制作方法］甲醛固定，石蜡包埋，纵切面切片，HE染色。

［肉眼观察］肾上腺标本呈圆形或椭圆形。周围红色的部分为皮质，中央染色浅的部分为髓质。

［低倍镜观察］区别被膜、皮质和髓质。

［高倍镜观察］重点观察皮质。

①被膜　位于腺体的外面，由致密结缔组织构成。

②皮质　在被膜下方，皮质由外向内依次可分三带：

球状带：较薄，紧靠被膜，为圆球状或椭圆形的细胞团，其内无腔，细胞团之间具有血窦。细胞较小，呈柱状，核着色深，胞浆呈粉红色，其中含少量脂滴。

束状带：最厚，居中，腺细胞排列成双行或单行的细胞索，与被膜的方向垂直，细胞索之间有丰富的血窦和少量的结缔组织。细胞较大，呈立方或多边形，胞浆内含有较多的脂滴，在制片时溶解，故成泡沫状结构。

网状带：位于髓质外围，染色最深，腺细胞交叉吻合排列成疏松的网，在网眼中亦分布有血窦。细胞呈圆形或柱状。

③髓质　染成淡紫色、形态不一、核大而圆的细胞为嗜铬细胞，其胞浆含有黄褐色的嗜铬颗粒。不含嗜铬颗粒、核大而圆的是交感神经节细胞。

（2）脑垂体（pituitary gland）

［材料］狗脑垂体。

［制作方法］甲醛固定，石蜡包埋，切片，HE 染色。

［肉眼观察］标本呈椭圆形，染成深浅不一的三个区。

［低倍镜观察］深紫色的为前叶，前叶的另一端和脑组织染色相似；呈浅紫色的为神经部；两者之间的裂隙是垂体腔。转高倍镜观察。

［高倍镜观察］重点观察前叶。

①前叶　细胞呈索状或集合成团块，彼此互相连接成网。根据细胞浆的染色不同，可分辨出三种细胞：

嫌色细胞：细胞较小，界限不清，数目较多；胞浆着色淡，分别染成很淡的蓝色、浅红色或明亮而不着色；核圆形或多角形，着色浅。细胞排列紧密，集合成团。

嗜酸性细胞：细胞较大，呈圆形或多角形，界限清楚，数量较少；细胞浆中含嗜酸性颗粒，易为伊红着色，故染成深红色；核圆形，较小，着色深。

嗜碱性细胞：细胞体积最大，数目最少；核圆形，稍大，着色较嗜酸性细胞浅；胞浆嗜碱性，染成淡紫色。细胞界限不如嗜酸性细胞的清楚。

②中间部　较薄，排列紧密，成索状。由嗜碱性细胞组成，通常比前叶的嗜碱性细胞小，常聚集形成滤泡。

③神经部　染色浅，分布有大量无髓神经纤维。在纤维之间有椭圆形的细胞核，是神经胶质细胞和垂体细胞的核。纤维间还散在有大小不一的蓝色团块，即赫令体（Her-ring's body）。

（二）教师示教部分

脑垂体神经部（neurohypophysis）

［材料］脑垂体切片。

［制作方法］甲醛固定，石蜡包埋，切片，HE 染色。

［高倍镜观察］赫令体散布于神经部无髓神经纤维间，呈大小不一的蓝色团块状。

【思考题】

1. 简述内分泌腺的共同结构特点。

2. 何谓赫令体？有何特点和功能？

3. 简述肾上腺皮质的结构和功能。

实验二 内分泌系统病理

【实验目的】

1. 掌握非毒性甲状腺肿的分期及各期主要的病变特点，熟悉其临床病理联系。
2. 掌握毒性甲状腺肿的病变特点及临床病理联系。
3. 熟悉甲状腺腺瘤和甲状腺腺癌的形态特点，熟悉其组织学分类。

【实验内容】

（一）学生观察部分

1. 弥漫性胶样甲状腺肿

［肉眼观察］

①甲状腺弥漫肿大，表面光滑，质地中等。

②切面呈淡褐色或棕褐色，半透明胶冻状。

［镜下观察］

①甲状腺滤泡高度扩大，腔内含浓厚胶质，染色较正常红。

②滤泡上皮呈矮立方形或扁平状。

③可有小滤泡或假乳头形成。

④间质无明显异常。

2. 弥漫性毒性甲状腺肿

［肉眼观察］

①甲状腺弥漫肿大，表面光滑，质实而软。

②切面呈分叶状，结构致密似牛肉，灰红色，胶质少。

［镜下观察］

①滤泡大小、形态不一，上皮呈高柱状，部分呈乳头状增生。

②滤泡腔内胶质稀薄，近上皮处可见许多吸收空泡。

③间质血管丰富，明显扩张充血；淋巴组织增生，甚至形成淋巴滤泡。

3. 甲状腺腺瘤

［肉眼观察］

①甲状腺切面可见一圆形肿块，边界清楚，有完整包膜。

②肿块呈灰白色，实性，质地均匀；可并发出血、囊性变、钙化或纤维化。

［镜下观察］

①瘤组织与正常甲状腺间有包膜分隔，周围正常甲状腺组织有压迫现象。

②瘤组织由一致的圆形小滤泡构成：上皮细胞呈立方形，无明显异型性；无或仅有少量淡红色胶质。

③肿瘤间质水肿、黏液变性。

4. 甲状腺癌

[肉眼观察]

①甲状腺组织内见灰白色肿块。

②肿块分界不清，无包膜，质较硬，可继发出血、坏死、钙化等。

[镜下观察]

①癌组织与正常组织间有部分纤维间隔。

②癌组织有多级分支的乳头状结构：乳头上皮为单层或多层低柱状或立方形细胞；细胞核呈透明或毛玻璃状，无核仁。乳头中心为纤维血管间质。

③间质中常见同心圆状的钙化小体（砂粒体）。

④癌组织侵犯血管及包膜。

【思考题】

1. 简述弥漫性非毒性甲状腺肿的病因及各期病变特点。

2. 弥漫性毒性甲状腺肿切面结构致密似牛肉，为什么？

3. 甲状腺癌组织中如何区分真、假乳头？

第十三章　淋巴造血系统实验

【实验目的】

1. 掌握淋巴瘤的病理类型及相应的形态学特征。
2. 了解白血病的概念及各型白血病的主要病理形态特点。

【实验内容】

（一）学生观察部分

1. 霍奇金淋巴瘤

［低倍镜观察］淋巴结正常结构破坏，被大量瘤细胞取代。瘤细胞成分多样化，可见多核巨细胞。

［高倍镜观察］瘤组织中有一种特殊的多核瘤巨细胞，体积较大，呈椭圆形或不规则形；胞浆丰富，嗜双色性或嗜酸性；核大，可见多核或双核；染色质沿核膜排列，使核膜增厚。核内有嗜酸性大核仁，核仁边界光滑整齐，周围有一透明空晕。这种细胞称为 R－S 细胞，双核的 R－S 细胞两核等大并列，都有大而红的核仁，如影随镜，称为镜影细胞。此外，可见较多嗜酸性粒细胞、浆细胞、淋巴细胞浸润。

诊断要点：①淋巴结结构破坏，其中见多种细胞成分；②典型的 R－S 细胞。

2. 非霍奇金淋巴瘤

［低倍镜观察］淋巴结结构消失，为弥漫性淋巴细胞所取代，细胞成分较单一。

［高倍镜］淋巴细胞处于某种分化状态，并有异型性。

诊断要点：①成分较单一的肿瘤性淋巴细胞取代正常淋巴结结构；②淋巴细胞有异型性。

（二）教师示教部分

恶性淋巴瘤

［镜下观察］一个或数个相互融合肿大的淋巴结，呈结节或姜块状，有部分包膜，切面均质、质软、细嫩、湿润，灰红或灰白色，似鱼肉状，可见散在的灰黄色坏死灶。

【思考题】

1. 非霍奇金恶性淋巴瘤的主要类型及各型的病理学特征是什么？
2. 霍奇金病有哪些类型？哪些细胞具有诊断意义？

第十四章 神经系统实验

【实验目的】

1. 掌握流行性脑脊髓膜炎与流行性乙型脑炎的病变特点，认识其临床病理联系。
2. 了解常见神经系统肿瘤的病变特点。

【实验内容】

学生观察部分

1. 流行性脑脊髓膜炎

［肉眼观察］

①脑的蛛网膜增厚、弥漫性淤血。

②蛛网膜下腔内有大量脓性渗出物，淡黄色、混浊，弥漫于脑沟和脑表面。

③如将脑切开，各脑室室管膜也呈现上述病变，脑室腔可略扩大，内含脓性渗出物。

［镜下观察］

①蛛网膜下腔显著增宽。

②腔内充满大量中性粒细胞（其中有许多退变成为脓细胞）和少量纤维素、单核细胞、淋巴细胞等。

③脑实质内小血管出血。

2. 流行性乙型脑炎

［肉眼观察］

①脑膜血管充血，脑水肿明显以至脑回变宽，脑沟变窄、变浅。

②切面大脑皮质可见散在或成群、界清、粟粒大小的半透明脑软化灶。

［镜下观察］

①脑实质血管变化和炎症反应 血管高度扩张、充血，血管周围间隙加宽，脑组织水肿，淋巴细胞、单核细胞围绕血管周围形成袖套状浸润。

②神经元变性、坏死 神经元变性、肿胀，Nissei 小体消失，胞浆内空泡形成，核偏位。另可见噬神经现象及卫星现象。

③软化灶形成　灶性神经组织变性、坏死、液化，形成镂空筛网状软化灶，呈圆形、界清、散在分布。

④小胶质细胞增生　小胶质细胞增生明显，形成小胶质细胞结节，多位于小血管旁或坏死的神经元附近。

【思考题】

1. 试述化脓性脑膜炎的病理变化，并解释由此引起的神经系统症状、体征以及可能出现的后遗症。

2. 中枢神经系统肿瘤有哪些主要类型？试述胶质瘤的特点。

第十五章 传染病与寄生虫实验

【实验目的】

1. 掌握结核病的基本病变及转化规律，原发性肺结核病变特点及传播途径，继发性肺结核的主要类型及病变特点。

2. 掌握伤寒、细菌性痢疾和常见性传播疾病的病变特点和发病机制。

3. 了解血吸虫病的病理变化和临床病理联系。

【实验内容】

学生观察部分

1. 结核病（tuberculosis）

（1）粟粒性肺结核病（miliary tuberculosis）

［肉眼观察］在肺的表面和切面上，可见散在、大小相似、分布均匀、境界清楚、灰白带黄的粟粒状结核病灶。

［镜下观察］可为含菌较少的增生性病变，也可为含菌很多的渗出、坏死性病变。增生性病变形成结核结节，具有一定的诊断特征。可见肺组织内有散在的粟粒状结核结节。结核结节的中央为伊红色的干酪样坏死物质或纤维化组织，中间有类上皮细胞、郎格汉斯细胞，外围见淋巴细胞、成纤维细胞等。

（2）慢性纤维空洞型肺结核（chronic fibrocavitary pulmonary tuberculosis）

［肉眼观察］肺叶大部分因纤维组织增生而失去正常结构，变成致密组织样，其中可见一厚壁空洞，形状不规则，洞壁附有较多的黄白色的干酪样坏死物质，外层为较厚的、增生的纤维结缔组织。其他部位见散在多个大小不等的灰黄色病灶。

（3）肺结核球（tuberculoma）

［肉眼观察］肺内可见一个孤立的、有纤维包裹的、境界清楚的球形干酪样坏死病灶，病灶直径2~5cm，多为单个，一般位于肺上叶（与周围型肺癌鉴别）。病灶往往呈分层结构，形似洋葱皮样。

（4）浸润性肺结核（infiltration type of pulmonary tuberculosis）

［肉眼观察］肺上叶的上部相当于锁骨以下区域有一个黄白色干酪样坏死灶，病灶较大，中间坏死脱落，周围边界模糊，有小的炎性渗出病灶。干酪样坏死物液化经支气管排出后可形成急性空洞。有的标本整个上叶均被浸润的结核性炎症所波及。

（5）淋巴结结核（tuberculosis of lymph nodes）

［肉眼观察］淋巴结肿大，切面灰黄，多个淋巴结肿大，相互融合。

［低倍镜观察］淋巴组织中有散在结核结节，较大者为多个结核结节相互融合而成。典型的结核结节中央有干酪样坏死、一个或多个郎格汉斯细胞，周围为环形或放射状排列的类上皮细胞，外层为增生的成纤维细胞及淋巴细胞围绕。无结核病变区可见正常淋巴小结及窦、索结构。

［高倍镜观察］郎格汉斯细胞体积大，形态不规则，胞浆丰富、淡红染，胞核数目多，多排列在细胞的边缘呈花环状、马蹄形（半圆形），或密集在胞体的一端，少数细胞的胞核排列不规则。类上皮细胞特点是胞浆丰富、淡红染，细胞界限不清，有分支与邻近细胞相连，胞核染色质细。部分区域见片状或灶性红染颗粒状无结构物质，此为干酪样坏死。

（6）肾结核病（renal tuberculosis）

［肉眼观察］肾脏体积增大，表面凹凸不平。切面皮髓质分界不清，肾实质内有大小不一的干酪样坏死灶，将肾脏结构大部分破坏，部分坏死物质液化破溃入肾盂、肾盏而形成大小不等的不规则空洞，空洞内可见干酪样坏死物。

［光镜观察］大部分肾组织已遭破坏，可见多个结核结节，结核结节由类上皮细胞、郎格汉斯细胞、成纤维细胞、淋巴细胞组成。有些结核结节可见干酪样坏死，为红染的、无结构的颗粒状物质。

2. 伤寒（typhoid fever）

［肉眼观察］

①髓样肿胀期　部分回肠组织黏膜下集合淋巴滤泡高度肿胀，呈椭圆形向表面突出，表面高低不平，形似脑回状。

②坏死期　肿胀的淋巴滤泡发生坏死，其表面粗糙，失去光泽，坏死组织黏膜脱落形成溃疡。溃疡长轴与肠长轴平行，边缘隆起，表面被污垢的胆汁附着呈黄绿色。

［低倍镜观察］回肠黏膜淋巴组织明显增生，局部隆起。切片中可见增生的淋巴滤泡，浅表黏膜已发生坏死。

［高倍镜观察］表面黏膜因受压变薄，部分区域已坏死，结构模糊，淋巴小结原有结构已经消失。溃疡底部见到大量增生的巨噬细胞（伤寒细胞），细胞体积较大，呈圆或卵圆形，胞浆丰富，核呈圆形或肾形，多数细胞体内有淋巴细胞、红细胞及一些细胞碎片。

3. 细菌性痢疾（acute bacillary dysentery）

［肉眼观察］标本为一段结肠，黏膜面覆盖糠皮样膜状物（假膜），部分已脱落，形成不规则溃疡，溃疡一般较浅表较小，新鲜标本溃疡之间肠黏膜呈现充血、水肿等急

性炎症表现。

［低倍镜观察］结肠肠壁黏膜层、黏膜肌层及部分黏膜下层结构尚可辨认，多数黏膜上皮已坏死，与渗出的纤维素及炎细胞组成假膜，黏膜下充血、水肿，有大量急性炎细胞浸润。

［高倍镜观察］肠壁黏膜腺体及黏膜肌层尚可辨认，间质明显充血、水肿，有急性炎细胞浸润。

4. 性传播疾病（sexually transmitted diseases，STD）

（1）尖锐湿疣　是由 HPV（人乳头瘤病毒）引起的性传播疾病，常发生于 20～40 岁年龄组，好发于潮湿、温暖的黏膜和皮肤交界部位，主要通过性接触传染。

［肉眼观察］常发生于男性包皮和冠状沟，女性宫颈、肛门、会阴、阴道、外阴、乳腺等部位，可见淡红色隆起的赘生物，呈菜花状或鸡冠样，表面湿润，底部有蒂，质软，易出血。

［低倍镜观察］呈分化好的鳞状上皮增生成复杂的乳头状结构，棘层及基底层明显增生肥厚。

［高倍镜观察］可见大量凹空细胞，体积大，胞浆空泡化，核膜与胞膜间常有丝状物相连，使细胞呈猫眼状。胞核增大，通常居中、深染，可见双核或多核。

（2）梅毒（树胶样肿）（syphilis）

［肉眼观察］初起为硬结，渐渐增大，而后形成溃疡。该肉芽肿质韧有弹性，如树胶，故而得名树胶样肿。

［低倍镜观察］三期梅毒树胶样肿皮损活检，见真皮内广泛肉芽肿改变，有大量巨细胞及明显的炎细胞浸润，主要有大量淋巴细胞、浆细胞和上皮样细胞，间质小血管扩张，内皮细胞肿胀。管壁内有中性粒细胞，小血管周围也有明显炎性细胞浸润。

［高倍镜观察］见梅毒螺旋体呈弯曲螺旋状。用荧光标记的抗梅毒螺旋体抗体染色，可见染成绿色荧光的梅毒螺旋体。

（3）梅毒疹

［肉眼观察］皮肤可见到米粒到指甲大红色斑丘疹，表面覆盖银白色鳞屑。皮疹散在分布，境界清楚，似银屑病样，但不痒。

［光镜观察］二期梅毒皮疹处表皮不规则增生，真皮有大量炎细胞浸润，以浆细胞为主。

5. 血吸虫病（schistosomiasis）

（1）血吸虫性肝硬化

［肉眼观察］

①表面　肝脏体积变小，变形，凹凸不平，并有浅沟纹（肝内增生的纤维结缔组织收缩所致），质地变硬。

②切面　增生的结缔组织沿门静脉分支呈树枝状分布，故称为干线型或管道型肝硬化。

［低倍镜观察］可见肝组织内有卵圆形或不规则形的血吸虫虫卵结节，主要位于汇

管区，有少数散在于肝小叶内。

　　[高倍镜观察] 门管区及沿门静脉分支处纤维结缔组织高度增生，其中可见急性虫卵结节和慢性虫卵结节。仔细观察，大多数虫卵结节的特点是：①虫卵为一个或数个，呈淡红色，有的可见圆形、深红色的头腺，卵壳皱缩或破裂，有的卵壳外有红染的放射状火焰样物质。②虫卵周围有少许嗜酸粒细胞、类上皮细胞、淋巴细胞及纤维组织增生。③少数虫卵结节中可见多核异物巨细胞。④部分虫卵结节周围有片状变性、坏死的肝细胞。⑤个别结节为急性虫卵结节。

　　（2）肠血吸虫病

　　[肉眼观察] 肠壁增厚变硬，黏膜皱襞大部分消失，其上散在多个大小不等的表浅溃疡，部分肠黏膜增生有小息肉形成。

　　[光镜观察] 肠壁各层有成堆的虫卵沉着，尤以黏膜下层为主。虫卵沉积处有假结核结节形成，有的虫卵则已钙化，周围纤维结缔组织增生，有嗜酸粒细胞及慢性炎性细胞浸润。

【思考题】

　　1. 构成结核结节的主要细胞成分是什么？

　　2. 慢性纤维空洞型肺结核是如何发展而来的？其病变有何特点？镜下表现如何？结局怎样？

　　3. 肾的结核空洞是怎样形成的？常导致什么后果？

　　4. 肠伤寒溃疡期常引起什么并发症及后果？

　　5. 继发性肺结核与原发性肺结核的区别是什么？

　　6. 继发性肺结核的类型有哪些？

　　7. 继发性肺结核的病变特点有哪些？

　　8. 何谓伤寒？简述伤寒的病变特征及其发展过程。

　　9. 试述结核病的基本病变及其转化规律。

【病例分析】

　　患者，男，38岁，工人。咳嗽、消瘦1年多，加重1月入院。1年前患者出现咳嗽、多痰，数月后咳嗽加剧，并伴有大咯血数百毫升，咯血后症状日渐加重，反复出现畏寒、低热及胸痛，至3个月前痰量明显增多，精神萎靡，体质明显减弱，并出现腹痛和间歇交替性腹泻和便秘。10年前其父因结核性脑膜炎死亡，患病期间同其父密切接触。

　　体格检查：体温38.5℃，呈慢性病容，消瘦苍白，两肺布满湿性啰音，腹软，腹部触之柔韧。胸片可见肺部有大小不等的透亮区及结节状阴影，痰液检出抗酸杆菌。入院后经积极抗结核治疗无效而死亡。

　　尸检摘要：全身苍白、消瘦，肺与胸壁广泛粘连，胸腔、腹腔内均可见大量积液，喉头黏膜及声带粗糙。两肺胸膜增厚，右上肺一厚壁空洞，直径3.5cm，两肺各叶均见散在大小不一、灰黄色干酪样坏死灶。镜下见结核结节及干酪样坏死区，并以细支气管为中心的化脓性炎症。回肠下段见多处带状溃疡，镜下有结核病变。

分析题：

1. 根据临床及尸检结果，请为该患者作出诊断并说明诊断依据。

2. 用病理知识解释相应临床症状。

3. 请说明各种病变的关系。

第十六章 皮肤感官实验

【实验目的】

1. 熟悉皮肤的组织结构；了解皮肤附属器的组成，毛发的结构。
2. 熟悉眼球的分层，角膜、视网膜的组织结构。
3. 了解内耳的组织结构。

【实验内容】

（一）学生观察部分

1. 组织切片

（1）无毛皮（no fur skin）

[材料] 人手指掌面或足底皮肤。

[制作方法] 甲醛固定，石蜡包埋，垂直切面切片，HE 染色。

[肉眼观察] 表面深红色的部分为表皮，较薄；浅紫蓝色的部分为真皮和皮下组织，较厚。

[低倍镜观察] 根据标本染色的深浅、色调的不同，识别表皮、真皮及皮下组织。表面深红色的部分为角质层，深部紫蓝色的为表皮的其他各层。染成淡红色、与表皮基底部呈凹凸状嵌合的区域为真皮，真皮深部浅染、疏松的区域为皮下组织。

[高倍镜观察] 重点观察表皮。

①表皮（epidermis） 角化的复层扁平上皮。从表皮表面依次向深层观察，区分五层结构：

角质层：位于表面，深红色。由死细胞构成，细胞扁平状，核已消失，胞浆呈嗜酸性均质状。该层有汗腺导管通过，纵切面上可看到导管的一系列断面，通过表皮时呈一个个圆孔，并无管壁结构。

透明层：为红色透明的带状，细胞界限不清楚，核已消失。

颗粒层：由 2～3 层扁平梭形细胞构成，胞浆内含有粗大深紫色的透明角质颗粒，核已萎缩。

棘层：由 4～10 层多边形的棘细胞组成，调暗视野，可见相邻细胞间有许多细而短的棘状突起，突起之间形成很多桥粒连接。此层中还可见一些胞浆清亮、核呈椭圆形深染的细胞，为朗格汉斯细胞。

基底层：单层立方或低柱状细胞，排列整齐，核呈卵圆形，胞浆较少。此层中有一些胞浆清亮、核椭圆深染的细胞，为黑素细胞。

②真皮　致密结缔组织，与表皮的交界处呈凹凸嵌合。分为乳头层和网状层，两者之间无明显的分界。乳头层居外，染色较浅，纤维细密，向表皮深处形成乳头状突起，称真皮乳头。网状层居内，染色稍深，纤维粗大。

③皮下组织　较为疏松，含大量脂肪。汗腺的分泌部盘曲成团，成群分布于此。分泌部由单层立方上皮构成，染色较浅。

（2）头皮（human scalp）

［材料］人头皮。

［制作方法］甲醛固定，石蜡包埋，垂直切面切片，HE 染色。

［肉眼观察］头皮切片呈浅紫红色。位于表面，较薄，染色稍深的为表皮；居内的染色稍浅的为真皮；其中斜向排列从表皮延伸下来的管状结构，即为毛囊。有的毛囊中可见毛发伸出头皮的表面。

［低倍镜观察］区别表皮、真皮与皮下组织，注意其表皮与足底皮表皮的区别（从厚薄、分层、与真皮的连接情况等对比）。

［高倍镜观察］重点观察真皮中的毛发、立毛肌和皮脂腺。

①毛发　由数层富于色素的角化细胞构成。毛根斜立于真皮内，毛根外面包着毛囊，毛囊由皮肤延伸而成，毛囊末端膨大的部分是毛球。毛球底部结缔组织嵌入的部分为毛乳头。

②立毛肌　在毛根和表皮形成的钝角侧，有红色斜行的平滑肌束，称立毛肌。其一端连于毛囊的结缔组织鞘上，另一端终止于真皮浅部，因切面不同或呈束状，或分散，或只见被切断的肌纤维，或因未切到毛囊只见单独的立毛肌。

③皮脂腺　位于毛囊与立毛肌之间，分为分泌部和导管部。分泌部由不规则多角形细胞团组成。外层细胞略小，胞浆弱嗜碱性，愈近中央细胞体积愈大，核固缩，胞浆因脂滴溶解而呈空泡状。导管很短，通于毛囊。在本片中还可见到汗腺。

（3）眼球（mouse eyeball）

［材料］猫或兔眼球。

［制作方法］甲醛固定，石蜡包埋，水平切面切片，HE 染色。

［肉眼观察］凸出的一侧为角膜；角膜后空腔处有一椭圆形的紫红色球体为晶状体；眼球的中央空腔为玻璃体之所在，但切片上已不可见。

［低倍镜观察］由外向内区分眼球壁三层膜（纤维膜、血管膜及视网膜）的结构及其界限。

［高倍镜观察］重点观察纤维膜和视网膜。

1）纤维膜　致密结缔组织，由前往后依次为透明的角膜和不透明的巩膜。

①角膜（cornea）　由外向内分为五层：

　　上皮：未角化的复层扁平上皮，基部平整，有五六层细胞。

　　前界层：均质透明状，染成粉红色。

　　角膜基质：较厚，成纤维细胞平行分布于内，此层和巩膜相连续。

　　后界层：均质膜，较前基膜薄。

　　角膜内皮：单层扁平细胞。

　　②巩膜（sclera）　致密结缔组织，主要由大量胶原纤维构成，染成粉红色。巩膜前部表面有球结膜，由复层扁平上皮和疏松结缔组织构成；巩膜与角膜交界处，巩膜向前内侧伸出一突起的结构，称巩膜距，其内侧有小梁网，后部有睫状肌附着。

　　③角膜缘　是角膜和巩膜交界处，此处上皮较厚，基底层的低柱状细胞为角膜缘干细胞。角膜缘内侧有巩膜静脉窦，窦腔狭长形，大而不规则，其内侧为小梁网。

　　2）血管膜　由结缔组织构成，含有很多的血管和色素细胞。由前往后依次为虹膜、睫状体和脉络膜。

　　①虹膜（iris）　是睫状体的延伸部分，位于角膜之后，晶状体之前。虹膜由前至后可分三层：

　　前缘层：表面衬一层不连续的成纤维细胞和色素细胞。

　　虹膜基质：由疏松结缔组织构成，内有大量血管和色素细胞。靠近瞳孔缘可见一束环形的平滑肌，为瞳孔括约肌。

　　虹膜上皮：前层为肌上皮细胞，称瞳孔开大肌；后层为立方形色素上皮细胞，胞浆内充满色素颗粒。

　　②睫状体（ciliary body）　是血管膜增厚的部分，前连虹膜，后连脉络膜，切面呈三角形，由外向内可分为三层：

　　睫状肌层：含纵行、放射状和环形三个方向的平滑肌。

　　基质：为富含血管和色素细胞的结缔组织，较薄。

　　睫状体上皮：为两层立方形的上皮，外层为色素上皮细胞，内层为非色素上皮细胞。

　　③脉络膜（choroid）　为富含血管及色素细胞的疏松结缔组织，与视网膜相贴处为一层均质、粉红色的玻璃膜。

　　3）视网膜（retina）　视网膜视部分为10层（中央凹除外），各层的细胞形态不能分清，由外向内依次观察。

　　①色素上皮层　单层立方上皮。核圆形，位于细胞的中央，胞浆内有褐色的色素颗粒。

　　②视锥视杆层　视杆细胞和视锥细胞的突起，呈粉红色纵纹，两者突起不易区分。

　　③外界膜　呈一条深红色线条，较薄，由苗勒（Muller）支持细胞外侧端构成。

　　④外核层　视杆细胞和视锥细胞的细胞核。其中，视锥细胞的核位于表面，染成浅蓝色，略大，排成一层；视杆细胞的核在视锥细胞的下面，染成深蓝色，略小，排列紧密。

　　⑤外网层　由视杆细胞、视锥细胞的轴突和内核层细胞的树突形成的突触所组成。在切片上只见纤维状结构，交织呈浅红色的网状。

⑥内核层　由双极细胞、水平细胞、无长突细胞和支持细胞组成，染成蓝色，但不能区别各种细胞。

⑦内网层　上一层的双极细胞、无长突细胞的轴突和下层神经细胞的树突形成的突触，呈浅红色的网状。

⑧节细胞层　为神经节细胞，胞体和核较大，染色浅，核仁显著，为多极神经元。

⑨神经纤维层　为上一层神经节细胞的轴突。神经纤维束向视神经乳头集中，由此出眼球。视神经乳头处没有视网膜的各种细胞成分，仅由神经纤维集合而成，故只见纵、横交错的纤维。

⑩内界膜　一条极细的染成红色的线。

（4）内耳（inner ear）

［材料］豚鼠内耳通过蜗轴的部分。

［制作方法］甲醛固定，石蜡包埋，垂直切面切片，HE 染色。

［肉眼观察］标本上有 5 个空腔，此为骨性耳蜗的横断面。

［低倍镜观察］区分蜗轴（居中的骨性轴），膜性蜗管，膜性蜗管的上、下、外三个壁。螺旋器位于下壁上，在膜性蜗管的上方为前庭阶，下方为鼓阶。

［高倍镜观察］重点观察螺旋器。

①上壁　为前庭膜，是斜行的结缔组织性薄膜，在前庭阶面及膜性蜗管面均覆以单层扁平上皮。

②外壁　是骨性耳蜗壁的一部分，骨膜肥厚，形成螺旋韧带。内面覆以假复层上皮，上皮内含有小血管，称为血管纹。

③下壁　由骨性螺旋板和膜性螺旋板构成，膜性螺旋板的下面（鼓阶面）覆有单层扁平上皮，上面（膜性蜗管面）的上皮分化成螺旋器。

螺旋器内侧可见由内、外柱细胞所形成的三角形支架，中有三角形的内隧道。内柱细胞内侧有内毛细胞，表面有小毛。内毛细胞的基部为内指细胞所支托；外柱细胞外侧的细胞分为上下两列，每列有 3~4 个细胞，下列为外指细胞，上列为外毛细胞，外毛细胞为外指细胞所支托。在螺旋器上方有盖膜，为一胶质性膜。

2. 模型观察

（1）人头皮（human scalp）　区分表皮、真皮与皮下组织，寻找毛发、立毛肌和皮脂腺、汗腺。

（2）眼球（eyeball）　区分眼球的前房和后房，了解眼球的屈光装置。重点观察眼球壁的三层结构。

（3）内耳（inner ear）　区分膜性蜗管的上、下、外三个壁，寻找前庭阶、鼓阶、螺旋器、盖膜、内隧道。重点观察螺旋器。

（二）教师示教部分

1. 内耳位觉斑（inner ear maculae staticae）

［材料］豚鼠内耳切片。

［制作方法］甲醛固定，石蜡包埋，垂直切面切片，HE 染色。

［高倍镜观察］上皮呈高柱状，上覆耳石膜。在柱状上皮中可以看到两种细胞，位于浅层、核大而圆的为毛细胞，其余的为支持细胞。耳石膜的表面有染色较深的耳石。

2. 内耳壶腹嵴（inner ear ampullary crest）

［材料］内耳通过蜗轴的垂直切片。

［制作方法］甲醛固定，石蜡包埋，垂直切面切片，HE 染色。

［高倍镜观察］壶腹嵴呈小丘状，从半规管壁移行到壶腹中表面的上皮，细胞由扁平逐渐变为高柱状，上皮中的毛细胞和支持细胞分辨不清，顶部有胶质状的壶腹帽。

【思考题】

1. 光镜下比较视网膜中两类感光细胞的形态结构和功能差异。思考为什么中央凹处的视觉最敏锐？

2. 在光镜下如何区别手掌皮与头皮？

3. 内耳感受器包括哪些？其基本结构是否相似？各有何功能？

第十七章 人体胚胎学实验

【实验目的】

1. 掌握卵裂、胚泡的结构和植入的过程。
2. 掌握胚盘的形成、演变和中轴结构的建立过程。
3. 掌握胎膜、蜕膜及胎盘的结构。
4. 了解三胚层的分化。
5. 了解各期各阶段人胚的发育特点。

【实验内容】

（一）学生观察部分

1. 卵裂与胚泡模型

（1）卵裂（cleavage）

①卵裂模型1 呈半球状，显示受精卵的正中剖面结构。模型上受精卵外的一层厚膜为透明带（粉色），透明带内可见一个体积较大的受精卵，表面有3个极体。

②卵裂模型2 受精后30小时，受精卵第1次卵裂形成大小不等的两个卵裂球。随后又以不均等的速度分裂形成3个、4个卵裂球，依此类推。

③卵裂模型3 受精后第3天，形成一个由12~16个卵裂球组成的实心胚，称为桑椹胚。卵裂始终在透明带内进行，随着卵裂次数和卵裂球数目的增加，卵裂球体积越来越小。

（2）胚泡（blastocyst） 胚泡模型显示第1周末囊泡状胚泡的正中剖面结构，呈半球形。模型外周的单层扁平细胞称滋养层（深绿色）；胚泡内的大腔，称胚泡腔；在滋养层的一端有一群细胞，称内细胞群；覆盖在内细胞群外表面的滋养层细胞，称胚端滋养层。

2. 植入过程模型

（1）植入模型1 受精后5~7天，胚泡的胚端滋养层开始向子宫内膜植入。植入部位的滋养层细胞（深绿色）迅速分裂增生形成合体滋养层（淡绿色），并出现许多小的腔隙，内含母体血液。模型下方的粉红色结构为子宫内膜，可见腺腔与血管，此时的子宫内膜改称蜕膜。其中，胚泡植入处底部的蜕膜称为底蜕膜或基蜕膜。

（2）植入模型2　胚泡深入子宫蜕膜，植入缺口处的子宫蜕膜逐渐修复愈合，植入口封闭，将形成包蜕膜。镜下可见在内细胞群与细胞滋养层之间形成羊膜腔（浅蓝色）。内细胞群开始分化出上胚层（浅蓝色）和下胚层（黄色）。

（3）植入模型3　受精后11～12天，胚泡全部植入子宫蜕膜，包蜕膜覆盖胚泡。可见下胚层细胞向腹侧扩展围成卵黄囊（黄色）。滋养层分化为完整的两层：合体滋养层（浅绿色）与细胞滋养层（深绿色）。细胞滋养层增殖分化出一些星形细胞，填充在胚泡腔内称胚外中胚层（黄色）。

（4）植入模型4　①胚泡植入完成后，胚外中胚层（黄色）内出现的一些小腔隙，逐渐融合形成一个大腔，称胚外体腔。胚外中胚层随之被胚外体腔分为两层：胚外脏壁中胚层和胚外体壁中胚层，分别覆盖在卵黄囊的外表面和羊膜囊外表面、细胞滋养层的内表面。胚泡植入部位的子宫蜕膜已向子宫腔面凸起，滋养层（绿色）与胚外中胚层（黄色）共同组成绒毛膜，可见次级绒毛干。②第2周末，羊膜与细胞滋养层之间的胚外中胚层形成体蒂。

3. 三胚层的形成和分化模型

（1）三胚层胚盘形成和中轴结构的建立过程

1）二胚层形成模型　上胚层（浅蓝色）和下胚层（黄色）形成的圆盘状胚盘，称二胚层胚盘（bilaminar germ disc）。

2）三胚层形成模型　①第3周初，模型外观可见小部分绒毛膜与绒毛（绿色）连接体蒂（橘黄色），还可见羊膜囊和卵黄囊（橘黄色）。移去上方的羊膜，可见上胚层（浅蓝色）尾端中线上有一条纵行的细胞索，即原条（红色）。原条头端的细胞增生膨大呈结节状，称原结。原结中央凹陷，称原凹。原条背侧中线出现的浅沟，称原沟。②上胚层细胞继续增殖，其中一部分细胞通过原沟下嵌入上、下胚层之间形成一层新的细胞层，称胚内中胚层，即中胚层（粉红色）；另一部分细胞迁移到下胚层，并逐渐替换了下胚层的细胞，形成内胚层（黄色）。移去梨形胚下方的卵黄囊，可见卵黄囊顶部组成胚盘的内胚层。此时，上胚层细胞改称外胚层。③至第3周末，外胚层（蓝色）、中胚层（粉红色）和内胚层（黄色）共同构成头大尾小的梨形胚盘，称三胚层胚盘（trilaminar germ disc）。④在原条演变过程中，原结细胞增生并经原凹向胚盘头端内、外胚层之间迁移，形成一条细胞索，称脊索（红色）。脊索由尾端向头端生长，而原条由头端向尾端逐渐退化消失。在脊索（红色）头侧和原条尾侧端，各留有一个无中胚层的区域，内、外胚层直接相贴，分别称口咽膜和泄殖腔膜。

（2）三胚层的初步分化模型

1）三胚层分化模型1（第3周）　①第3周模型1A。在脊索诱导下，脊索背侧的外胚层细胞增厚呈板状，称神经板。神经板中央沿长轴向中胚层方向凹陷，形成神经沟。神经沟两侧的隆起处称神经褶。②第3周末模型1B。梨形胚盘逐渐向腹面包卷成圆柱形胚体。神经褶从神经沟中段开始靠拢闭合，并向头尾延伸，逐渐形成神经管。邻近脊索两侧的中胚层细胞分化成左右对称的节段性细胞团块，称体节。内胚层包卷成长管状，称原始消化管或称原肠。它由头端到尾端依次分为前肠、中肠和后肠。

2）三胚层分化模型 2（第 4 周） ①第 4 周末模型 2A。中胚层的体节由颈部向尾部依次出现，并向胚的表面形成明显隆起，发育至 20～25 对。②第 4 周胚横切面模型 2B。神经管已与外胚层脱离，神经管头、尾端未闭合处，分别称前神经孔和后神经孔。神经管两侧为成对的体节，体节外周是间介中胚层，侧中胚层被胚内体腔分隔成脏壁、体壁中胚层。③第 4 周胚外观模型 2C，因为神经管的纵向生长，尤其是头端脑泡迅速膨大与体节的迅速发育，胚体产生头褶、尾褶及左右侧褶，梨形胚盘卷折为圆柱状胚体。胚体背侧凸向羊膜腔（蓝色），腹侧的原始消化管与卵黄囊（黄色）连接处逐渐缩窄。

3. 胎膜模型

（1）绒毛膜（三胚层形成模型） 绒毛膜（绿色）覆盖在胚胎及其附属结构的最外层，直接与子宫内膜接触。它由滋养层和胚外中胚层共同发育而成。第 8 周后，随着胚胎体积逐渐增大，与包蜕膜接触的绒毛因受压血供不足而逐渐退化消失，称平滑绒毛膜。基蜕膜侧的绒毛生长茂盛，称丛密绒毛膜。胚外中胚层（黄色）之间有一个大腔，即胚外体腔。

（2）羊膜囊（三胚层分化模型） 羊膜囊（浅蓝色）是羊膜包绕羊膜腔围成的囊状结构，由羊膜、羊膜腔和羊水共同构成。羊膜为半透明的薄膜，由羊膜上皮和胚外中胚层组成。最初羊膜囊位于胚盘的背侧，随着胚体的包卷和羊膜腔的扩大，整个胚体被羊膜囊包裹在羊水中生长发育。羊膜在胚体的腹侧包裹在体蒂表面，形成原始脐带。以后，小部分羊膜包在脐带表面，大部分羊膜与绒毛膜相贴，胚外体腔消失。

（3）卵黄囊（三胚层分化模型） 卵黄囊由内胚层和胚外中胚层组成。最初卵黄囊位于胚盘的腹侧。第 4 周，卵黄囊顶部的内胚层随着胚盘向腹侧卷折，卵黄囊被包入脐带，逐渐缩窄，通过卵黄蒂与原始消化管相连。第 5～6 周，卵黄蒂闭锁，卵黄囊退化消失。

（4）尿囊（三胚层分化模型） 尿囊是在第 3 周，由卵黄囊顶部尾侧的内胚层向体蒂内伸出的一个盲管。

（5）脐带（三胚层分化模型） 脐带是以体蒂为基础，表面有羊膜覆盖的圆柱状结构。随着尿囊和卵黄囊的闭锁，脐带内仅有黏液性结缔组织、脐动脉、脐静脉，以及卵黄囊和尿囊的遗迹。

4. 胎盘标本 胎盘（placenta）是由胎儿的丛密绒毛膜和母体的底蜕膜共同组成的圆盘状结构。足月胎盘直径为 15～20cm，平均厚约 2.5cm，重约 500g。胎儿面呈灰白色，表面被覆羊膜而光滑，近中央处有脐带附着，脐带内含一对脐动脉和一条脐静脉；母体面呈暗红色，较粗糙，为剥离后的底蜕膜，可见 15～30 个胎盘小叶。

5. 胚胎标本

（1）2 个月人胚 头颈明显，颜面形成。躯干变直，四肢发生。外生殖器出现，初具人形。

（2）3 个月胎儿 眼睑闭合，头部约占全身 1/3。肢干细小，指甲出现。性别可辨，已具人形。

（3）4个月胎儿　皮肤薄，肌肉、神经发达，开始有胎动。趾甲出现。

（4）5个月胎儿　胎毛生长，胎脂出现。听诊可听见胎心音。

（5）6个月胎儿　胎体瘦小，身体各部分比例趋于成熟。眉毛、睫毛出现。皮肤红，有皱纹。

（6）7个月胎儿　眼睑重新张开，头发出现。神经系统发达，吞咽、呼吸等功能已建立。器官发育接近成熟，此时出生可存活。

（7）8个月胎儿　皮下脂肪增多，皮肤浅红而光滑。睾丸下降至阴囊。

（二）人体胚胎学总论示范教学录像

人体胚胎发生开始于受精卵，经过连续而复杂的增殖分化，发育为成熟的胎儿。人体胚胎学总论录像将采集的生殖细胞和人胚显微摄影图片，结合动画、新鲜的胎盘和胎膜、各期胚胎标本等手段，按照人体胚胎发生的时－空关系，生动、直观地还原了生殖细胞发生、受精卵形成、卵裂、胚泡形成、植入、三胚层形成与分化、胎盘与胎膜形成过程以及各期胎儿主要形态特征等，便于学生掌握胚胎在不同时期的演变规律，加深学生对人胚动态发育过程的印象。

【思考题】

1. 何谓受精、卵裂和胚泡？胚泡具有哪些结构特点？
2. 简述胚盘的形成和演变过程。
3. 简述植入的过程。
4. 何谓胎盘？简述胎盘的结构与功能。
5. 简述胎盘与子宫壁的关系。通常将子宫蜕膜分为几部分？

【病例讨论】

患者，王某，女，39岁。主诉：结婚10年，怀孕7个月。胎儿心脏彩超显示室间隔缺损。诊断：7个月妊娠，胎儿室间隔缺损。

分析题：

请根据患者病史及胎儿心脏彩超检查结果，结合所学胚胎学知识，分析引起胎儿心脏畸形的可能原因是什么？并根据诊断拟定相应的治疗方案。

附　图

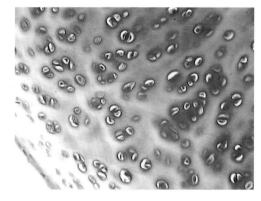

透明软骨（低倍镜）

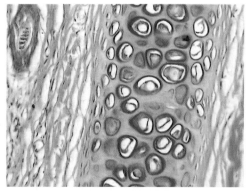

弹性软骨（低倍镜）

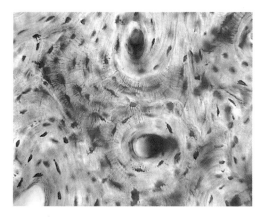

骨磨片（特染，低倍镜）

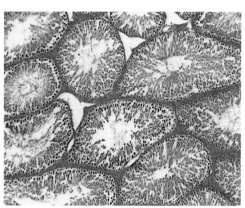

睾丸（低倍镜）

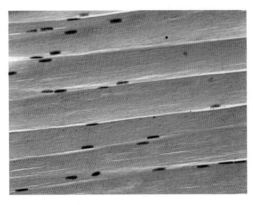

骨骼肌纵切面（高倍镜）

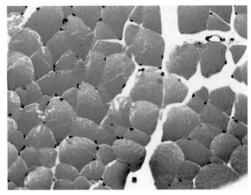

骨骼肌横切面（高倍镜）

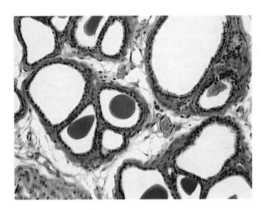

前列腺（低倍镜）

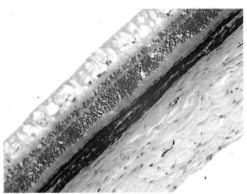

眼球壁（低倍镜）

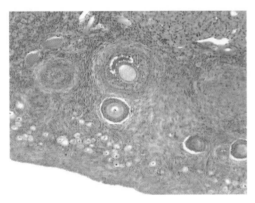

卵巢（低倍镜）

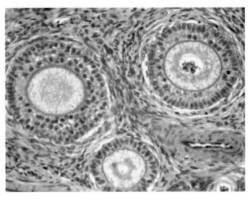

卵巢（高倍镜）

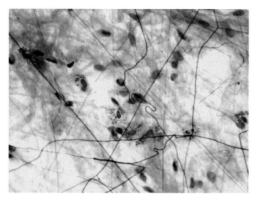

疏松结缔组织（特染，高倍镜）

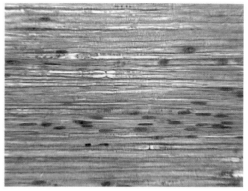

神经纤维纵切面（特染，高倍镜）

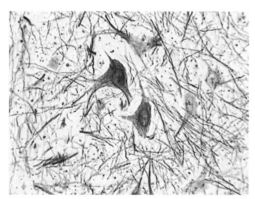

神经元（特染，高倍镜）

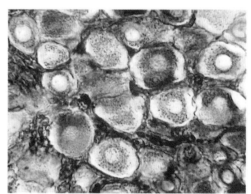

神经节（特染，高倍镜）

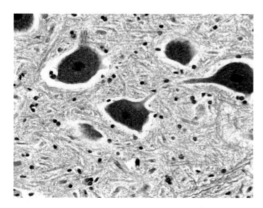

运动神经元（高倍镜）

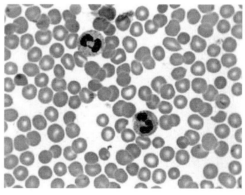

血涂片（高倍镜）

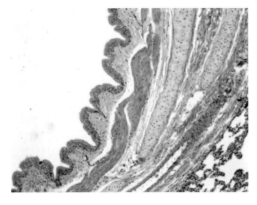

肺细支气管（低倍镜）

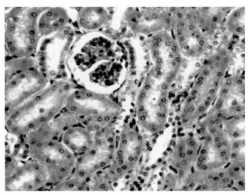

肾（高倍镜）

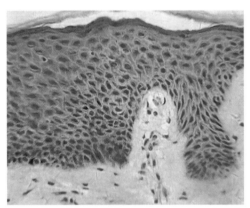

皮肤（高倍镜）

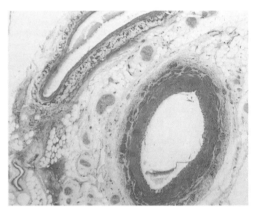

中动脉和中静脉（低倍镜）

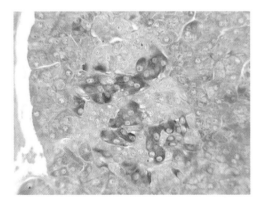

胰岛（特染，高倍镜）

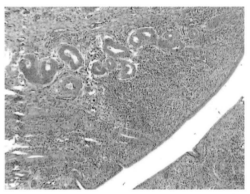

子宫内膜（低倍镜）

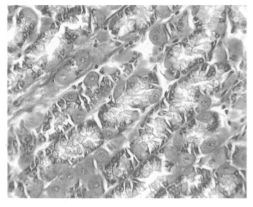

胃底腺（高倍镜）

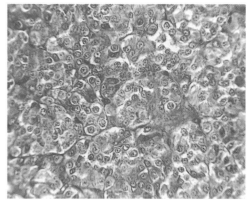

脑垂体腺部（高倍镜）

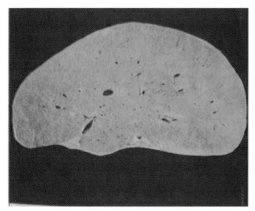

肝脂肪变性（肉眼观）

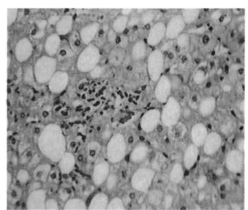

肝细胞脂肪变性（镜下观）

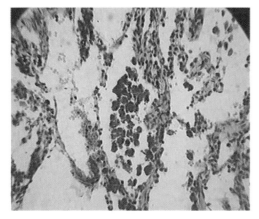

肺淤血（镜下观）

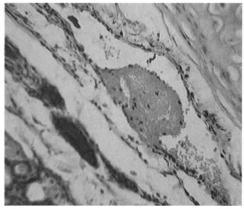

血栓形成（镜下观）

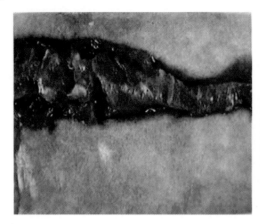

下肢静脉血栓（肉眼观）

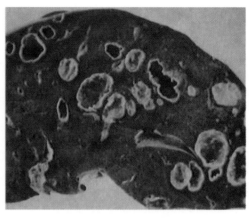

多发性肝脓肿（肉眼观）

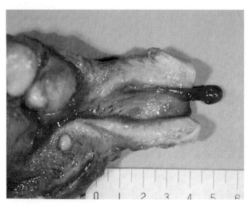

子宫颈息肉（肉眼观）

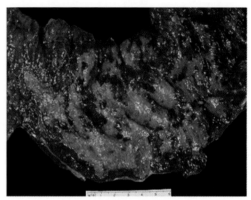

纤维素性肠炎（肉眼观）

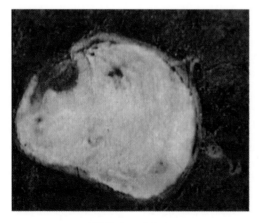

肺结核球（肉眼观）

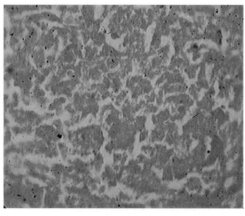

干酪样坏死（镜下观）

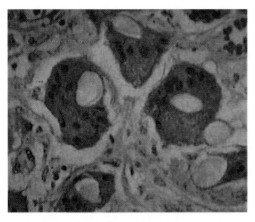

异物巨细胞（镜下观）

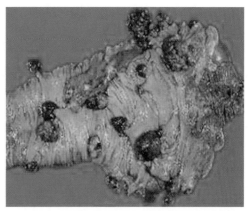

多发性结肠息肉（肉眼观）

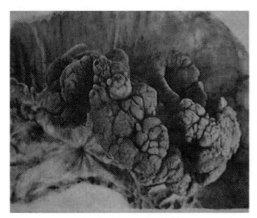

结肠乳头状瘤（肉眼观）

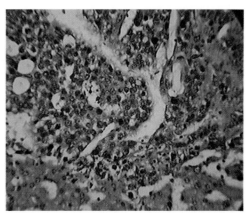

肝癌（镜下观）

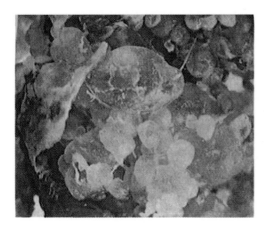

葡萄胎（肉眼观）

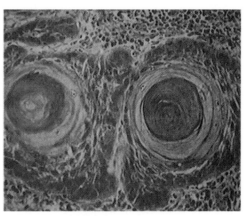

鳞癌角化珠（镜下观）

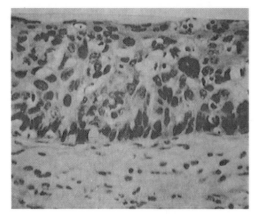

宫颈原位癌（镜下观）

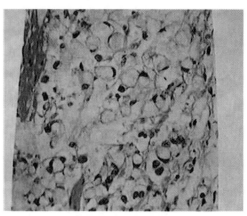

黏液细胞癌（镜下观）

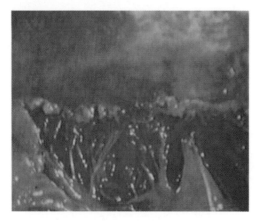

急性风湿性心内膜炎（二尖瓣）

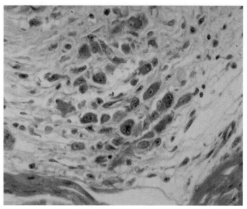

风湿细胞（镜下观）

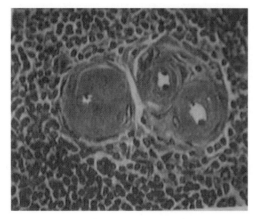

高血压病（脾小动脉硬化）

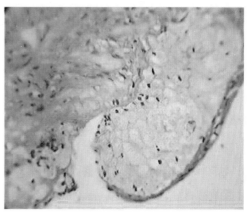

动脉粥样硬化（泡沫细胞）

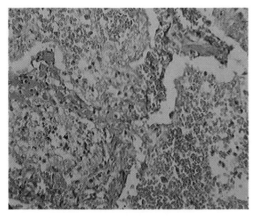

大叶性肺炎（红色肝样变期）

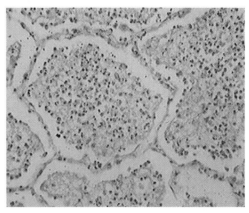

大叶性肺炎（灰色肝样变期）

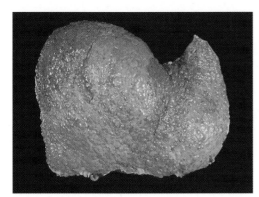

门脉性肝硬化（肉眼观）

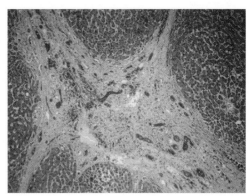

肝硬化（镜下观）

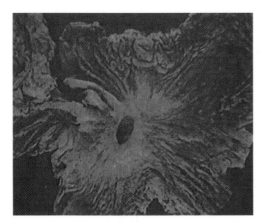

慢性胃溃疡（肉眼观）

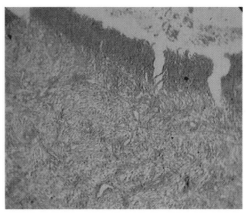

溃疡病——底部（镜下观）

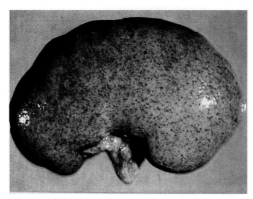

蚤咬肾（肉眼观）

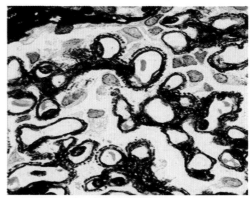

膜性肾小球肾炎（镜下观）

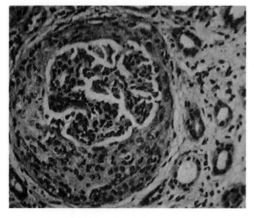

新月体性肾小球肾炎（镜下观）

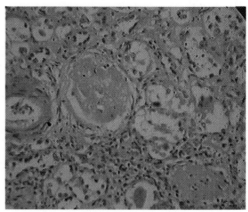

慢性肾炎（萎缩硬化）